こども健康ずかん

せいけつ 大好き！

監修：順天堂大学大学院教授 大津一義

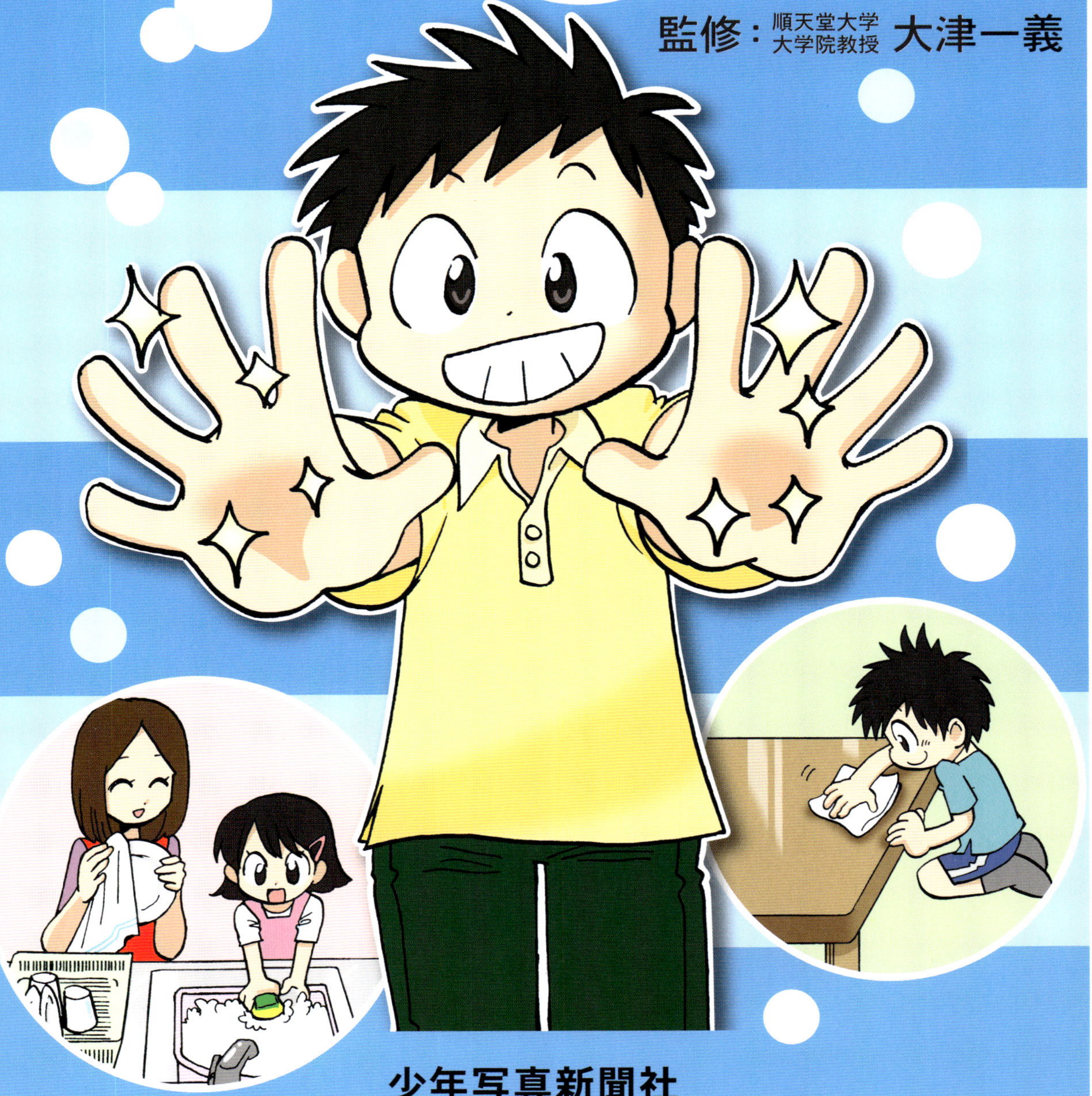

少年写真新聞社

もくじ

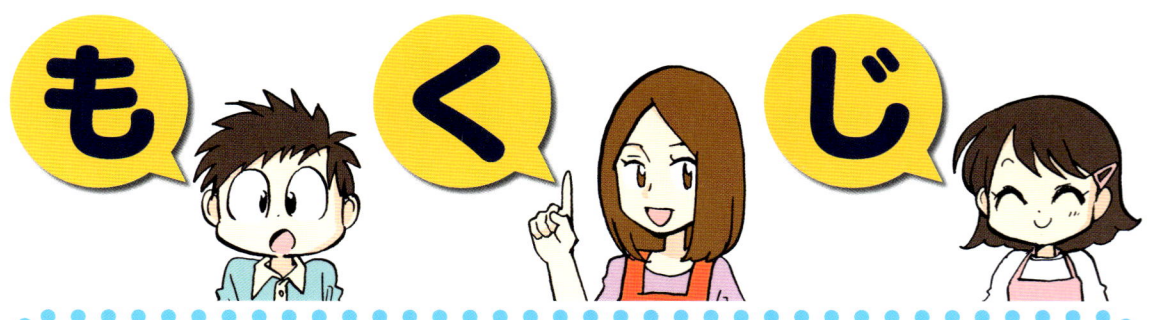

- 手のよごれの正体……………………………… 8
- どんなときに手を洗えばいいの？……………… 10
- 広がっていく「手についた細きん」…………… 12
- さあ、しっかりと手を洗おう！………………… 14
- 体もせいけつにしよう…………………………… 16
- つめや耳の中もせいけつに……………………… 18

- あせを吸収してくれる「衣服」………………… 20
- あせなどでよごれる「衣服」…………………… 22
- せいけつな衣服を着よう！……………………… 24

部屋がよごれていると……………………………… 30

部屋をせいけつにするために…………………… 32

部屋を明るくしよう！……………………………… 34

「明る過ぎ」にも注意！…………………………… 36

学校もせいけつで明るくしよう………………… 38

多くの人の協力でつくられる快適な学校……… 40

さあ、みんなでそうじをしよう！ ……………… 42

せいけつチェックシート………………………… 44

お手伝いカレンダー……………………………… 45

あとがき………… 46

さくいん………… 47

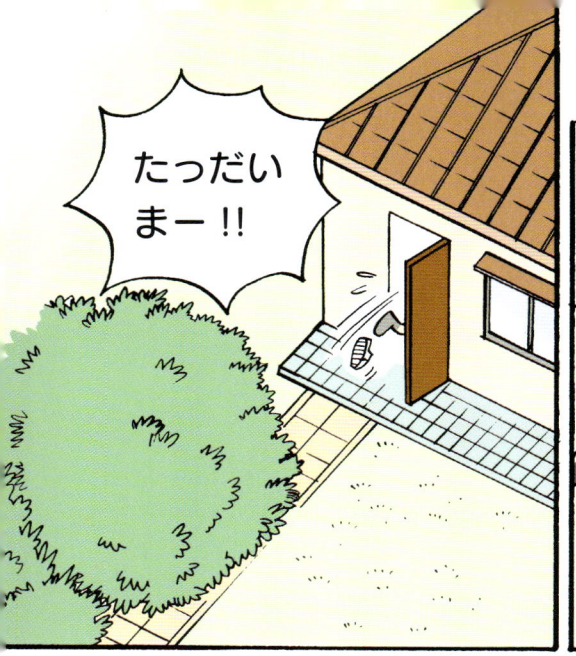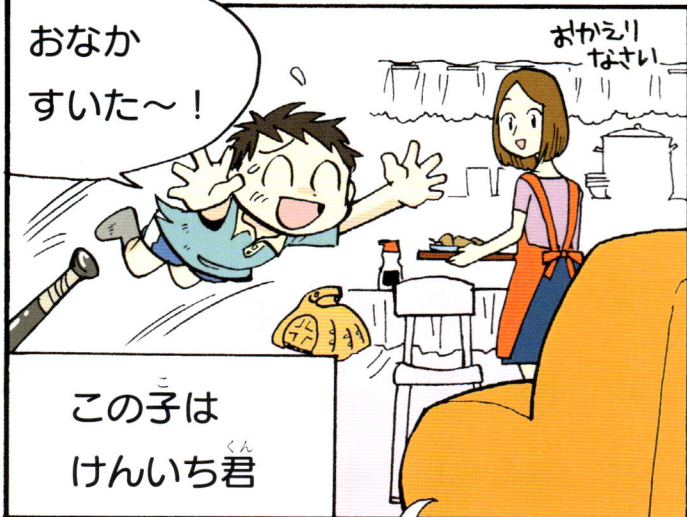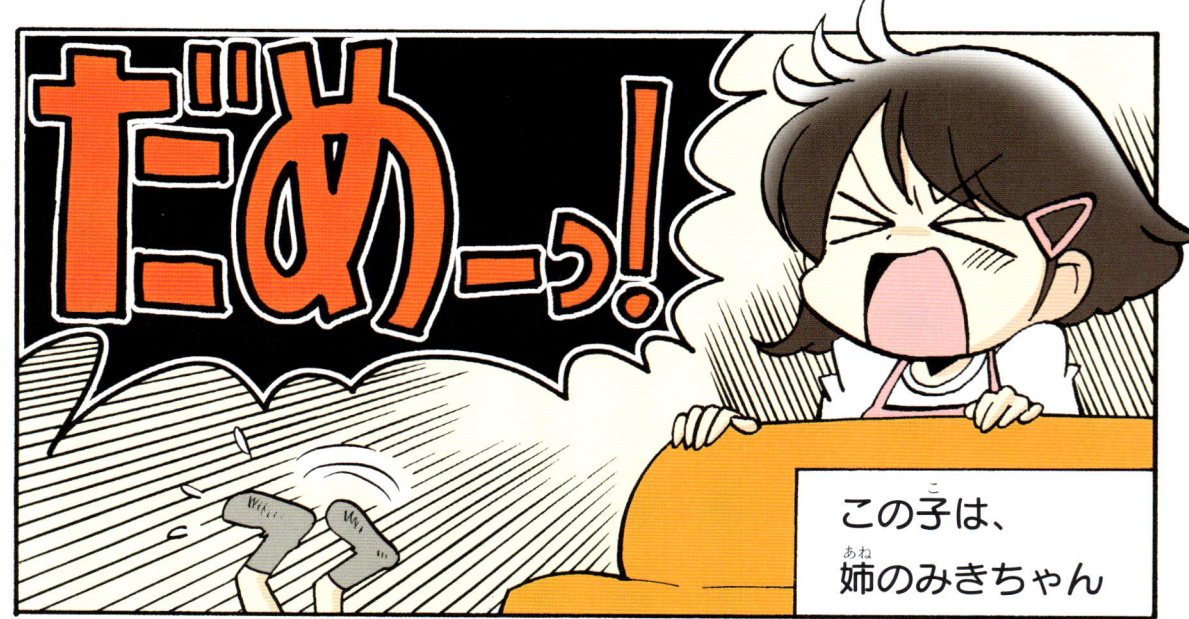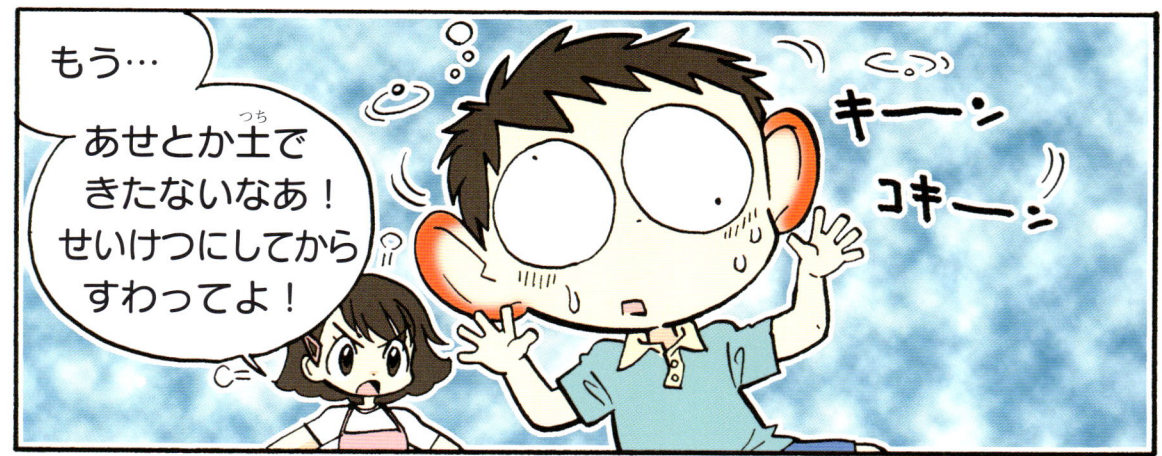

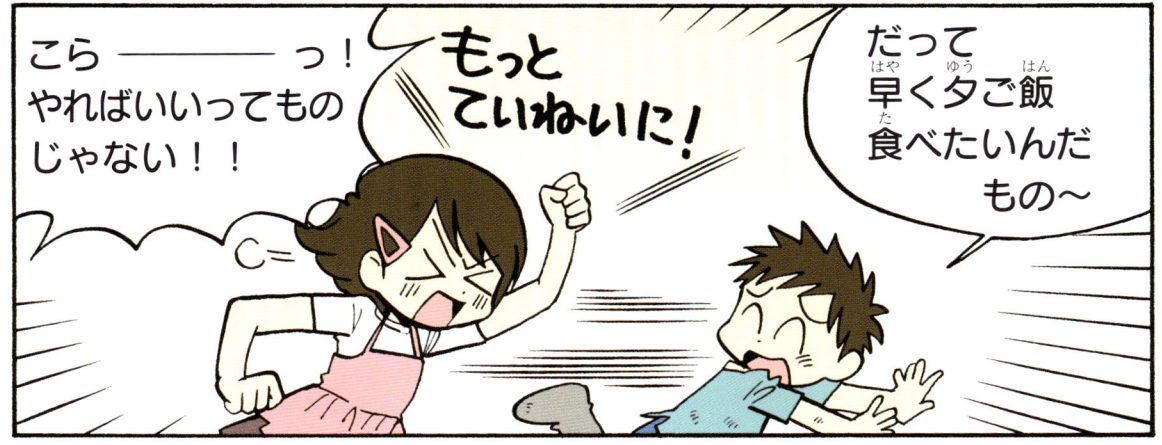

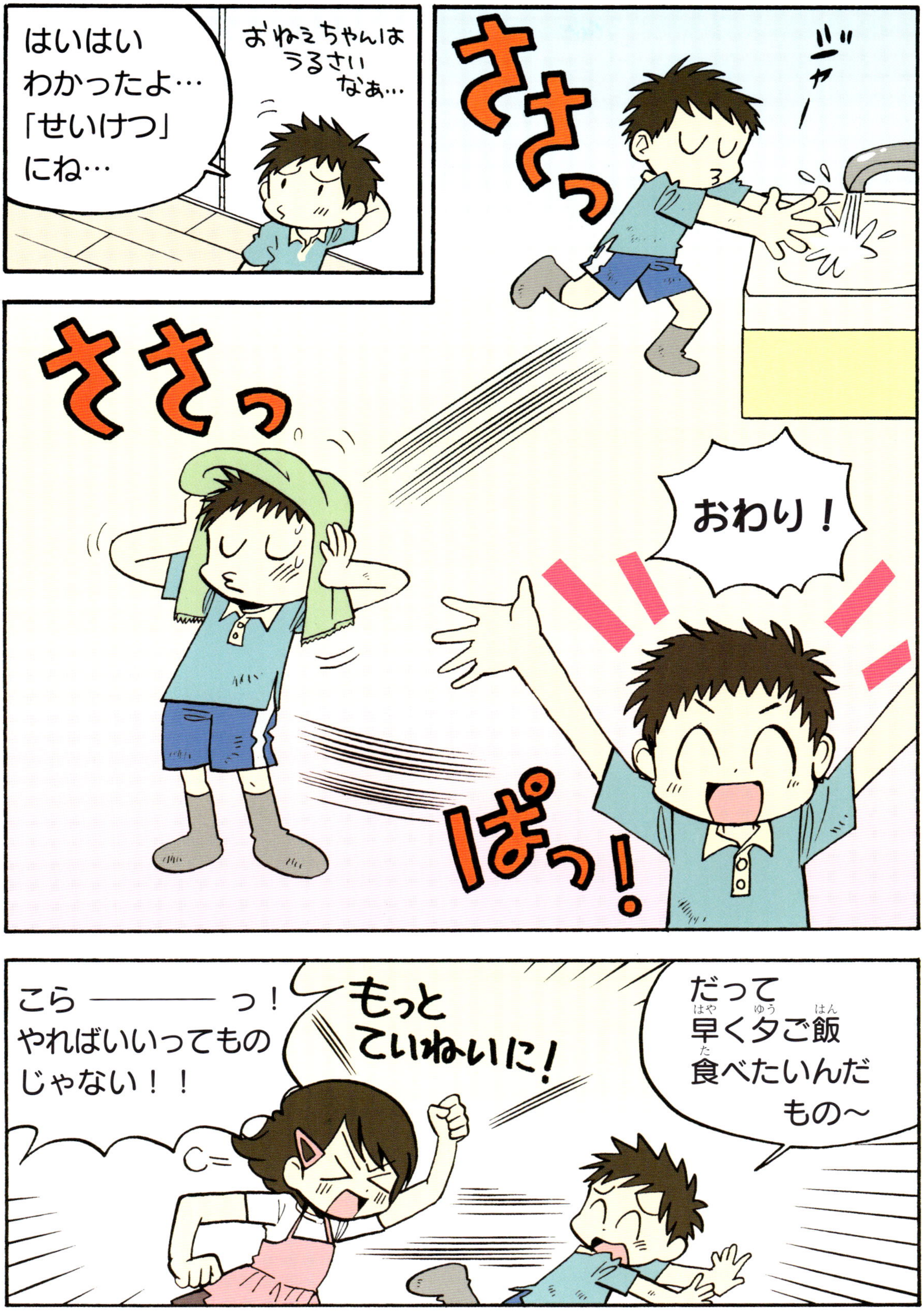

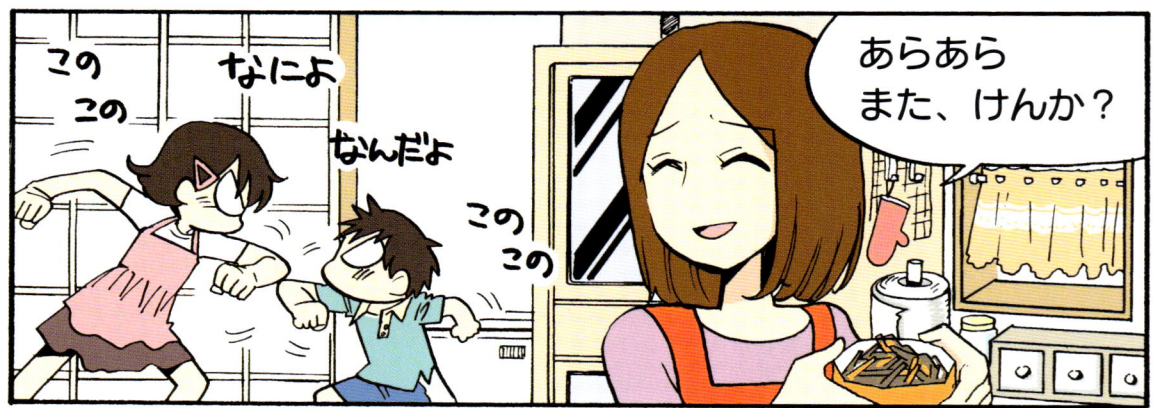
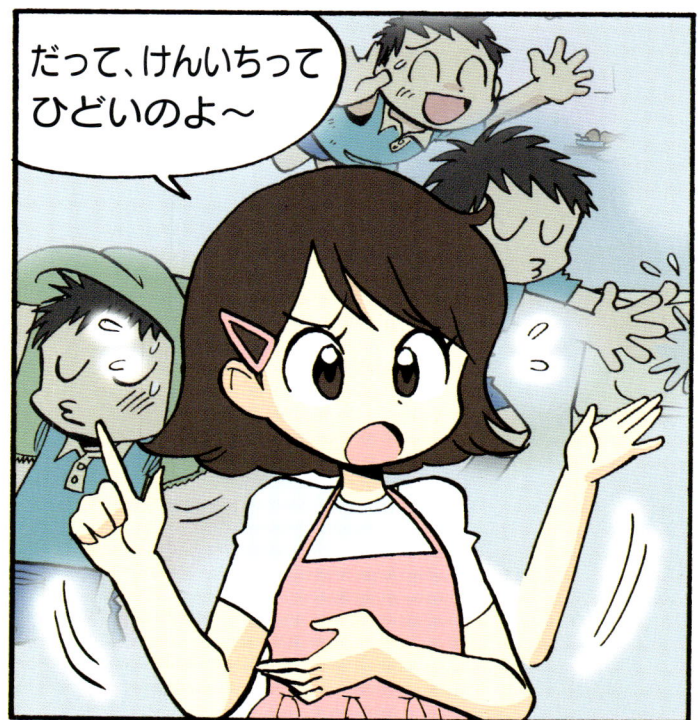
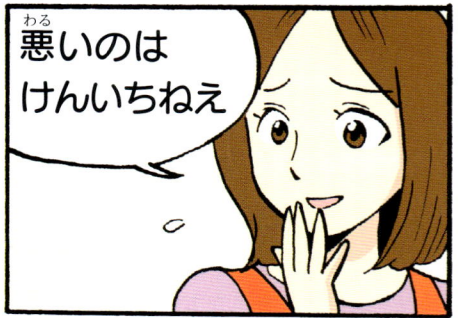
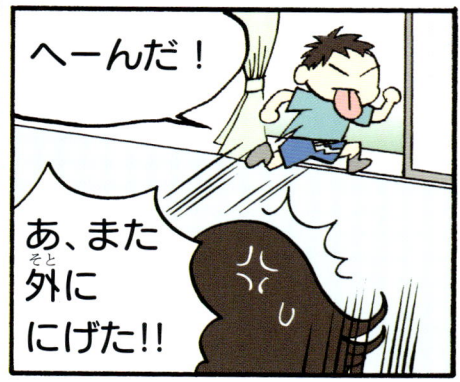
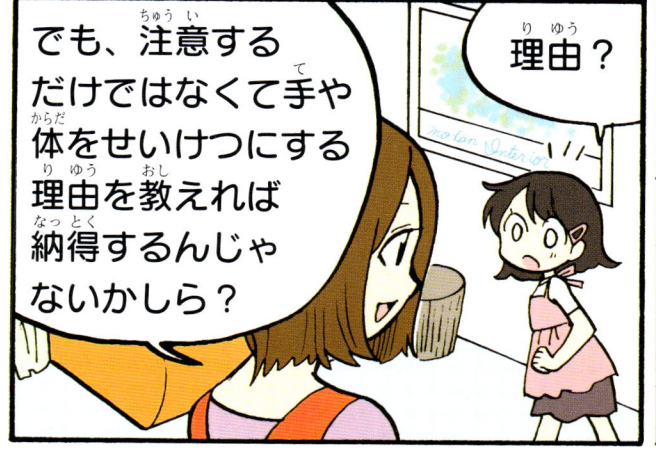
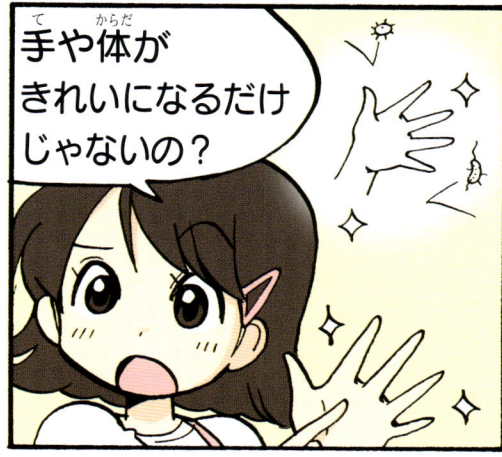

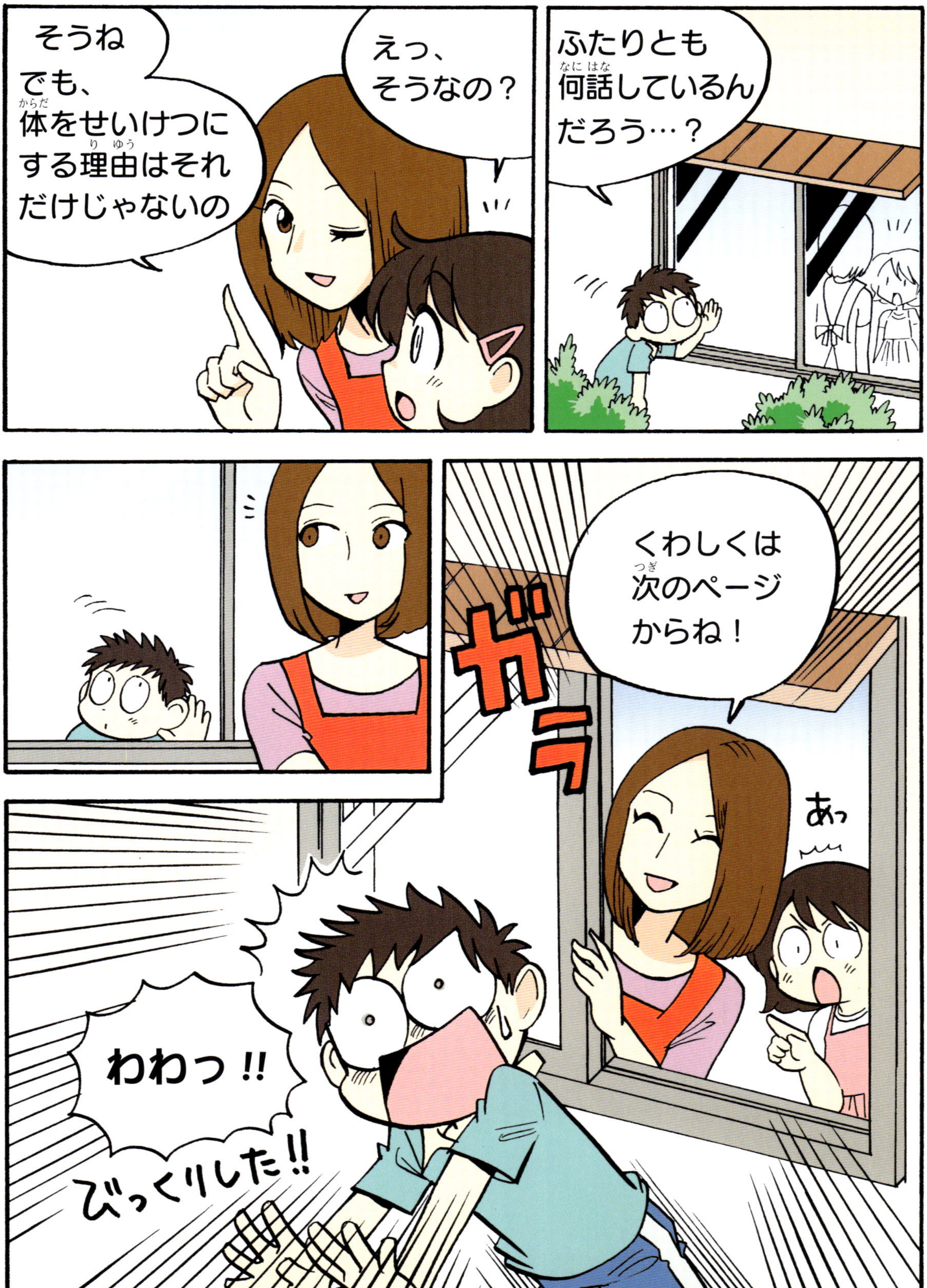

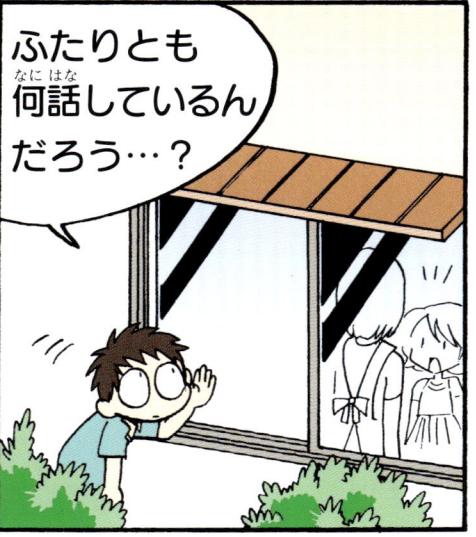
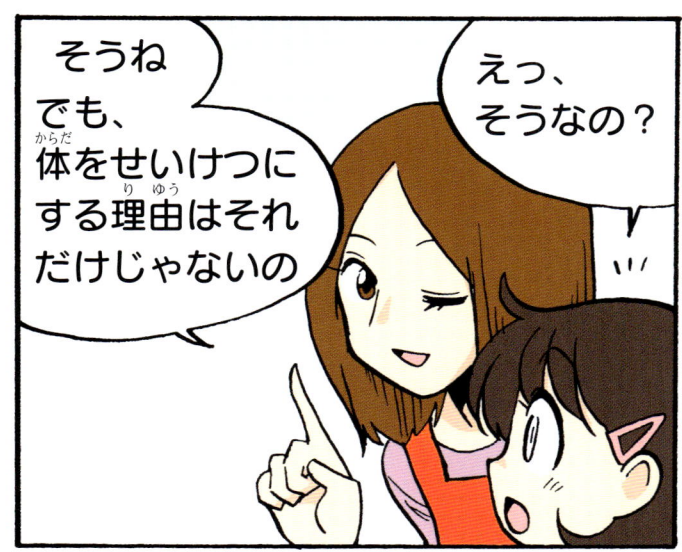

手のよごれの正体

見たり感じたりできる手の「よごれ」

「手がよごれている」と感じるのはどんなときですか？
　砂遊びをした後、手が砂やどろで真っ黒になったときや、図工の時間などに絵の具を手につけてしまったときは、よごれていることが目で見て分かるので、すぐに気づきます。

　また、目には見えなくても、例えば、油ねんどなど、油でできたものにふれたときや、果物を食べた手にしるがついたとき、手がぬるぬる、あるいはべとべとするため「手がよごれているな」と感じます。このようなときは、手を洗いますよね。

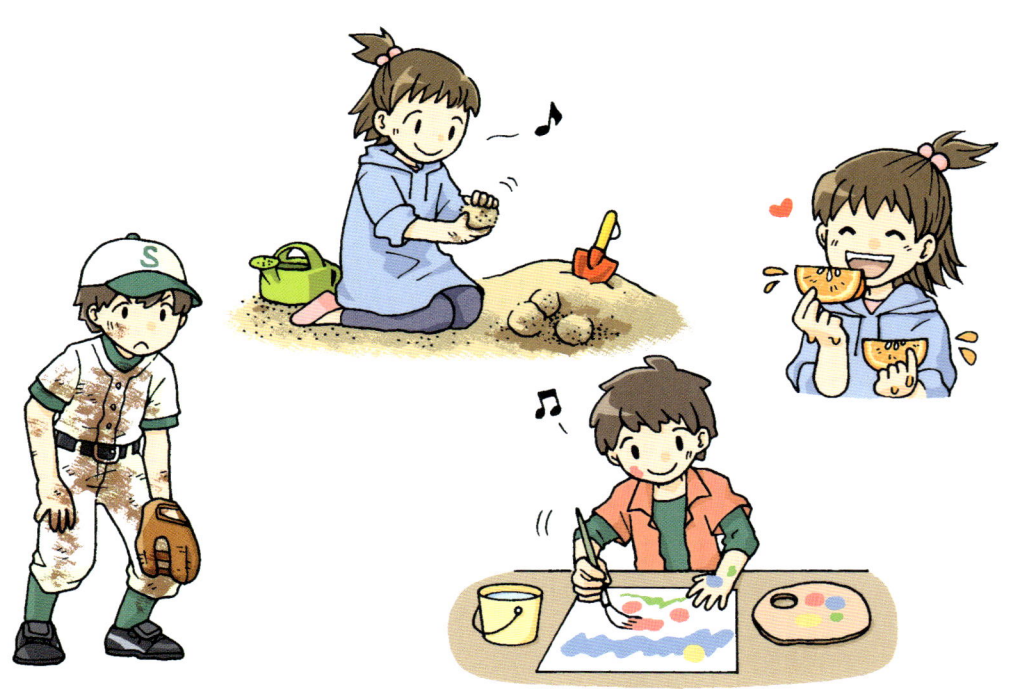

きれいに「見える」手はせいけつ？

　手がきれいに「見える」ときは、手を洗わないで食事をしていませんか？
「きれいに見える手」は本当に「せいけつ」でしょうか。そんなことはありません。日常生活の中で、目には見えなくてもたくさんの細きんがいつの間にか手につきます。

きれいに見えても

※手についている細きんを調べると…

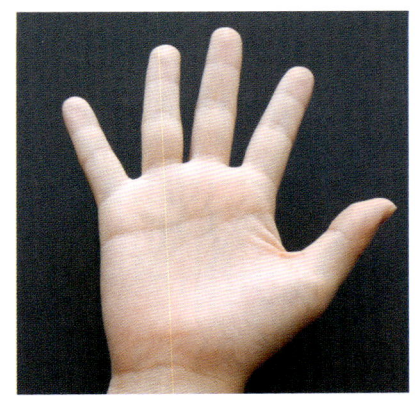
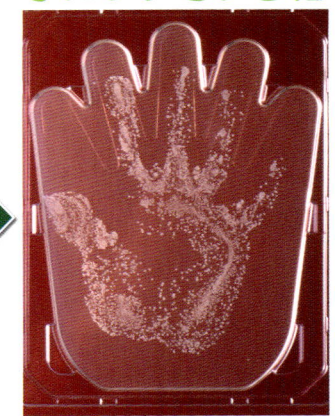

細きんがいっぱいついてる！

　手についている細きんのすべてがわたしたちの体に悪いものではありません。しかし体の中に入るとよくないものもいます。また、ささっと手を洗うだけでは、落ちずに増え続ける細きんもいます。

ささっと洗っても

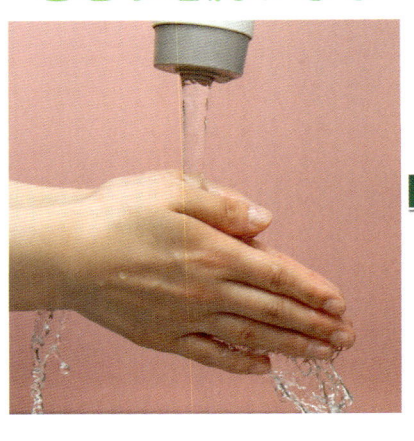
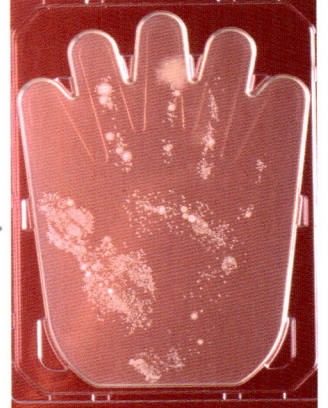
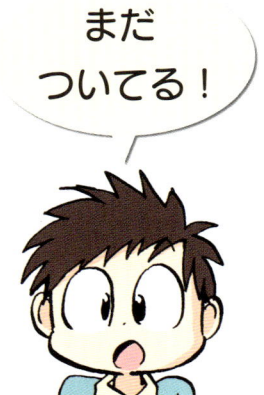

まだついてる！

※「寒天ばい地」という、目に見えない細きんを直接見えるようにするものを使って調べました。

どんなときに手を洗えばいいの？

目に見えないよごれはどんなときに手につくの？

　下の絵のように、日常生活の中でさまざまな物にふれるため、目には見えなくても、細きんなどによって手はよごれていきます。

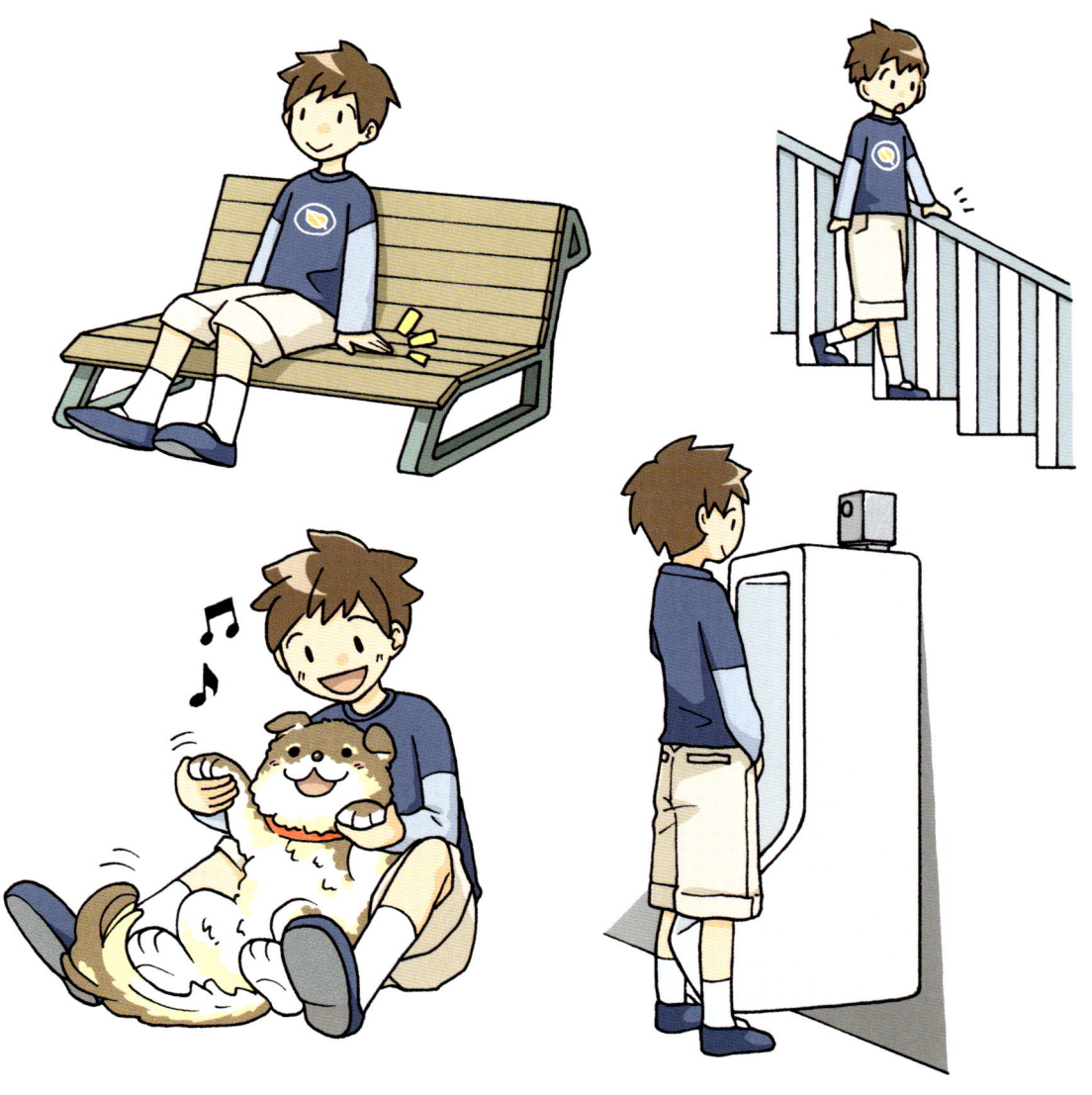

「帰宅時やペットにふれた後は手を洗いなさい」といわれるのはそのためです。

また、食事のときはよごれが口を通じて体の中に入りやすいため、食事前にきちんと手を洗う必要があります。

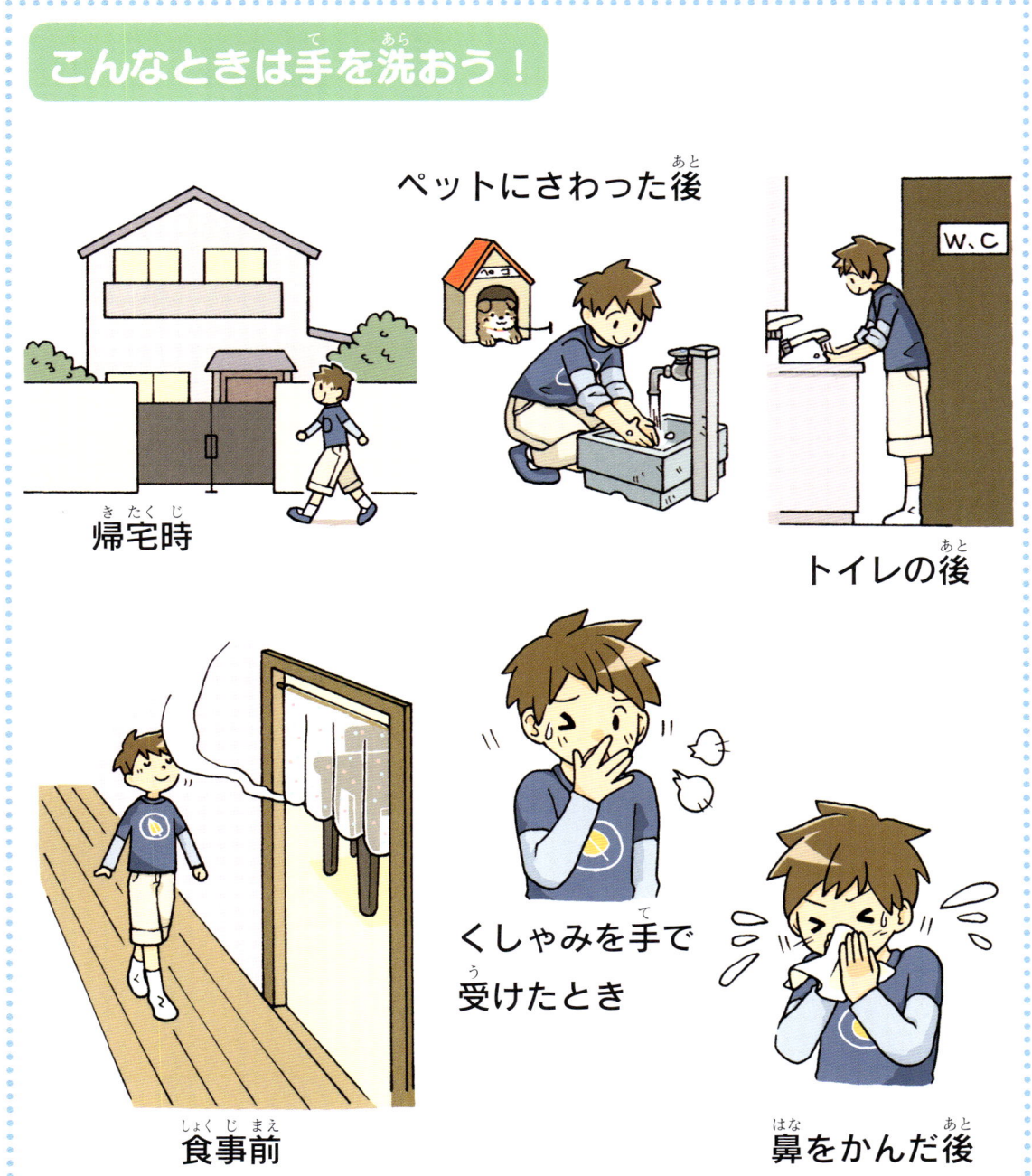

こんなときは手を洗おう！

帰宅時

ペットにさわった後

トイレの後

食事前

くしゃみを手で受けたとき

鼻をかんだ後

広がっていく「手についた細きん」

きれいに「見える」手を洗わないとどうなるの？

手についた目に見えないよごれ（細きん）は、手を洗わないで物にさわるとどうなるのでしょうか？ このことを調べるために目に見えないよごれの代わりに、「けい光ざい」（とう明でも特しゅな光を当てると光る液体）を使って実験してみます。

けい光ざいをつけて　　**特しゅな光を当てると**　　**つけた部分が光ります**

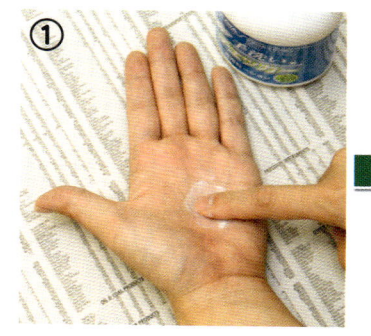 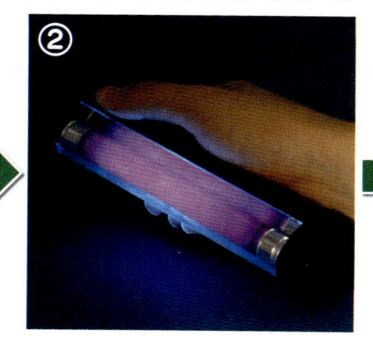 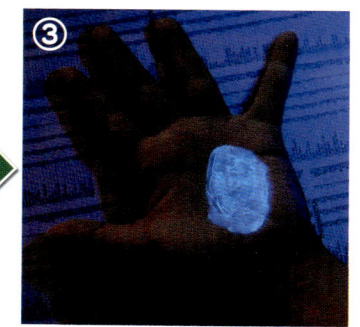

今度は果物が置いてあるテーブルで本を読んだ場合についても実験してみました。

本を持った手はよごれていないように見えますが、実際は、「けい光ざい」をつけています。

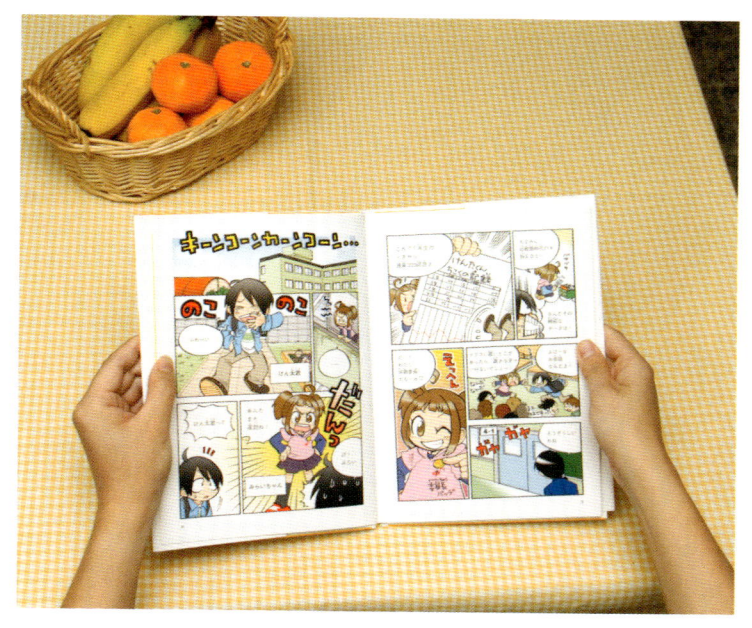

特しゅな光を当てると、手が光ります。光っている部分が「目に見えない手のよごれ（細きん）」の代わりを表しています。

テーブルなどは、よごれていないので光っていません。読書をしたり、果物を食べたりすると…

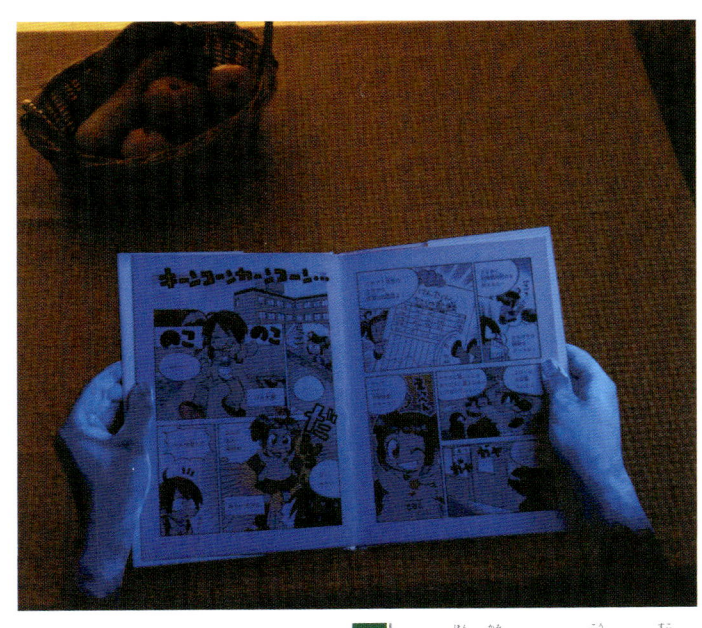

※本の紙には、けい光ざいが少し入っているため光って見えます。

手につけたけい光ざいがテーブルや本、果物についてしまいました。

この実験からも明らかなように「目に見えないよごれ（細きん）」も手から物へと移ってしまうのです。

そこから、ほかの人の手に移ることもあるのです。

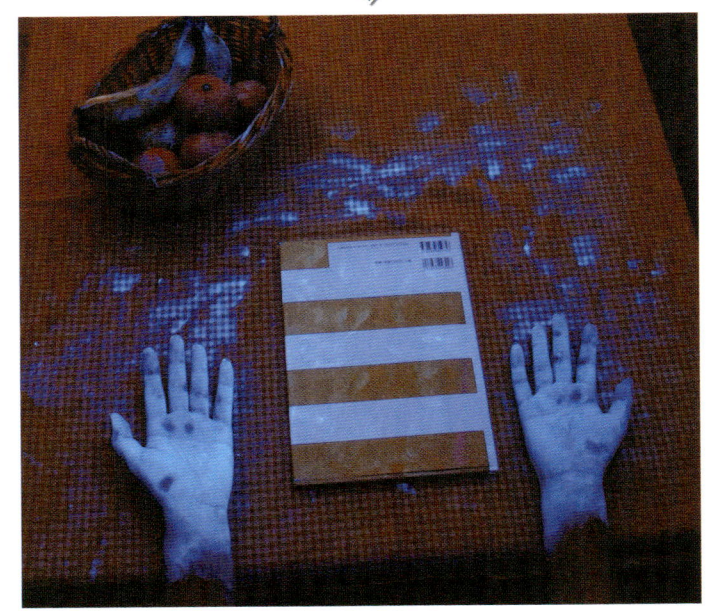

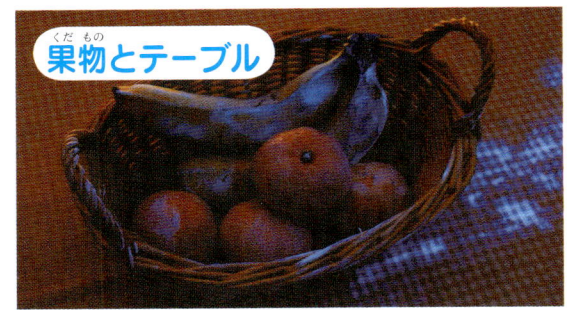

果物とテーブル

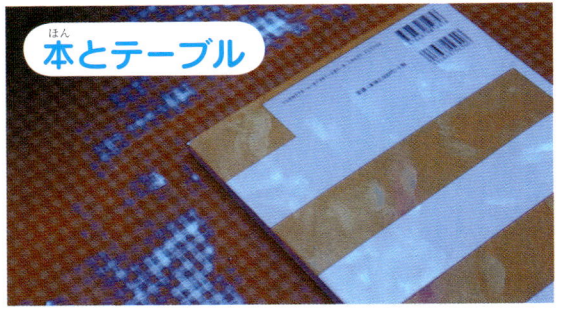

本とテーブル

さあ、しっかりと手を洗おう！

手を洗うときのポイント

● 石けんを使う

　石けんには、目に見えない「細きん」を退治してくれる働きがあります。

　右の写真は石けんでしっかりと洗った後で細きんが残っているかどうかを調べたものです。9ページの写真と比べると、ほとんど落ちていることがわかります。

石けんを使って洗うと

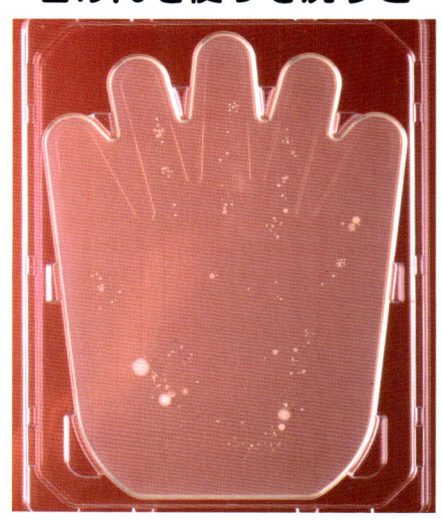

● 手の洗い方を工夫する

　洗い方を工夫することで、あらゆる部分のよごれが落とせます。

手のひらを洗う

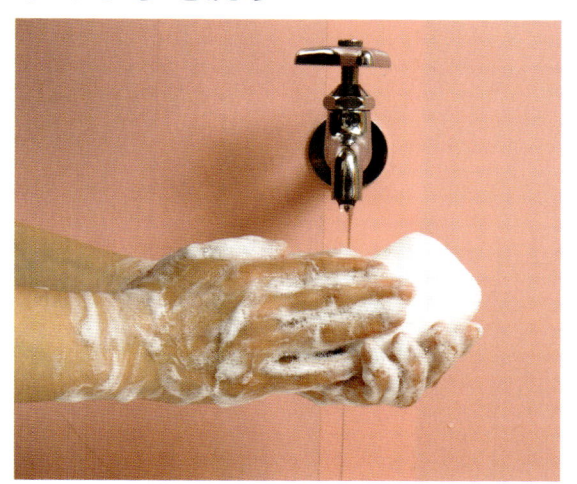

指の間を洗う

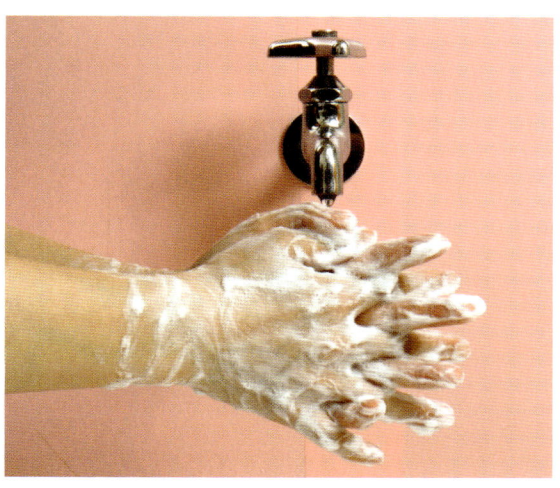

つめや指先を洗う

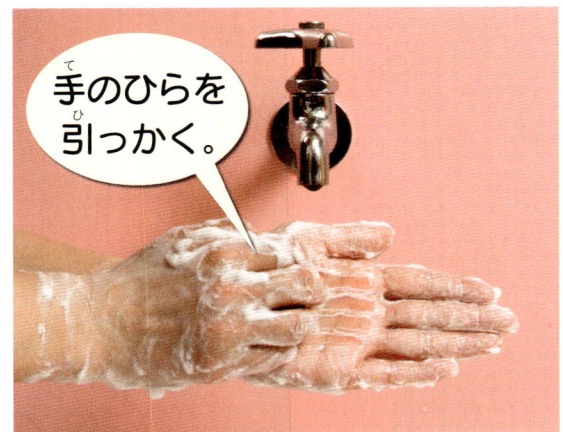

手のひらを引っかく。

手の裏側（こう）を洗う

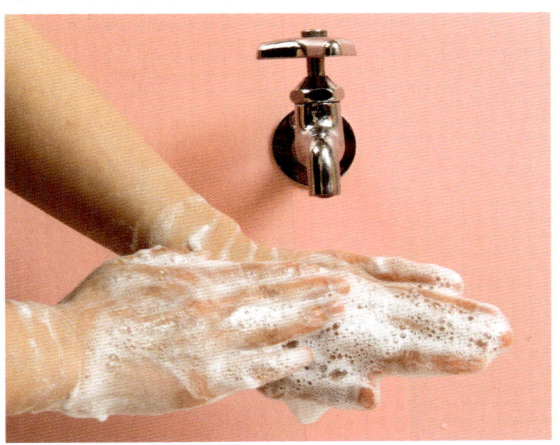

親指を洗う

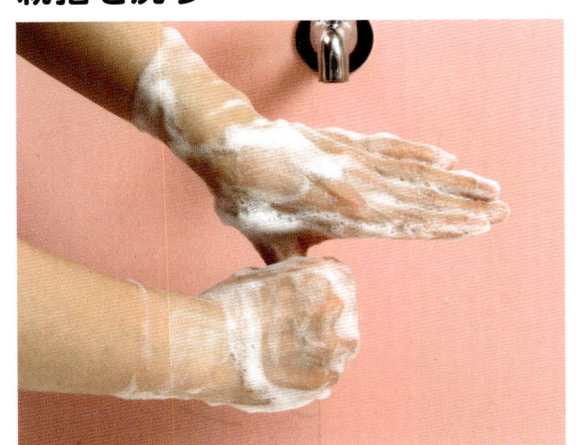

手首を洗う

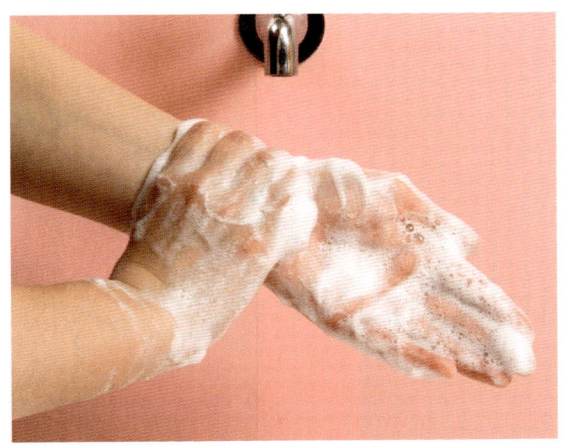

石けんを洗い流し、せいけつなタオルやハンカチでふく

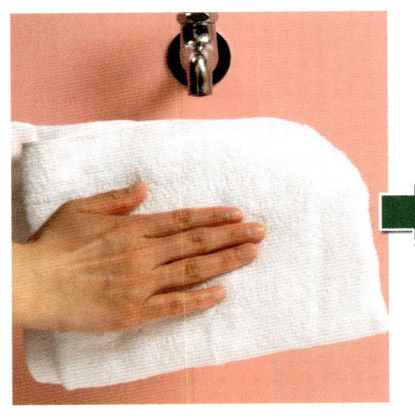

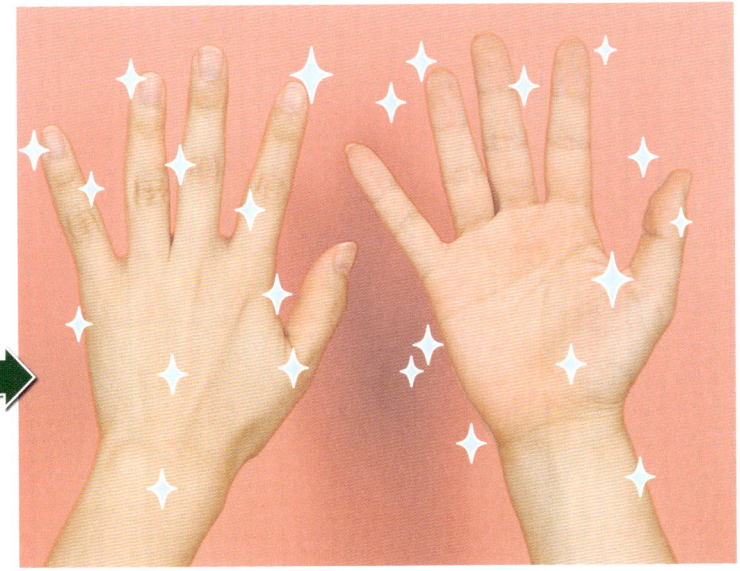

体もせいけつにしよう

体のよごれとは？

わたしたちの皮ふは、気づかないうちに新しいものに入れかわっています。体の中から新しい皮ふが作られて、古くなった皮ふは、はがれていくのです。そこに、体から出たあせやあぶらが混ざってできたものが「あか」です。あせや「あか」などが体の「よごれ」であり、何もしないでいると、体からいやなにおいがしたり、かゆくなったりします。

おふろできちんと体を洗うのは、あせや「あか」などをきちんと洗い流す必要があるからです。

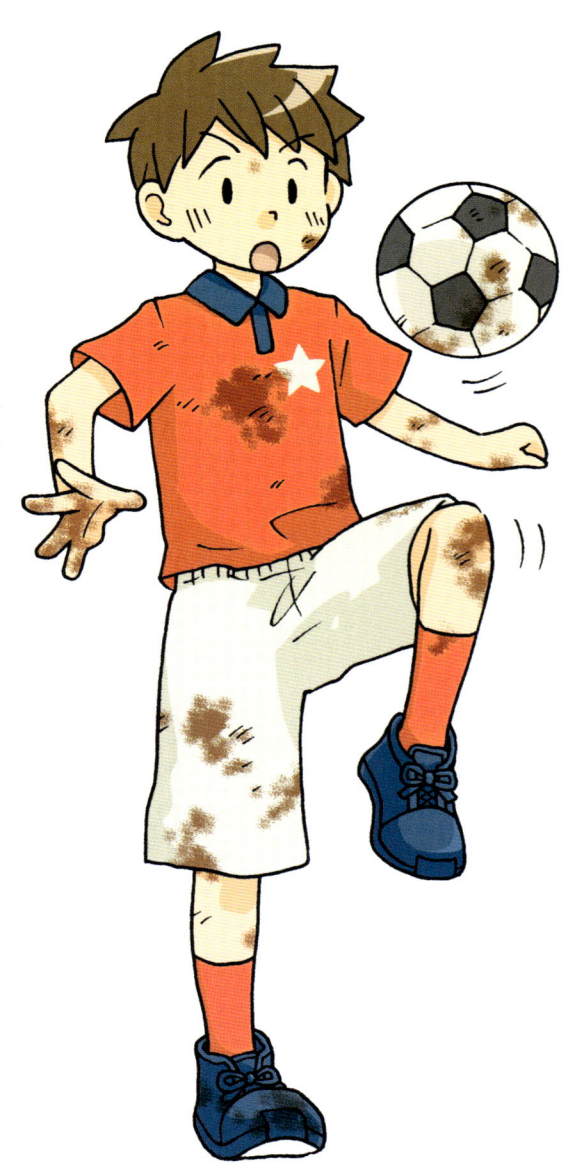

体を洗おう

温かいおふろに入ると、血液の流れがよくなり、酸素や栄養が全身に運ばれるためつかれが取れ、気持ちよくねむることができます。

しかし、おふろに入るだけでは体のよごれは落とせません。石けんを使って体のすみずみまで洗い、よごれをしっかりと落としましょう。

手がぬるぬるしたり、べとべとしたりしたときに手を洗ったら、気分もすっきりしますね。また入浴時に体や頭を洗った後も、さっぱりするでしょう。

わたしたちは、手や体を洗うことで、せいけつになるだけではなく、**「すっきりした、さっぱりした」**といった**「そう快感」**を感じることができるのよ。

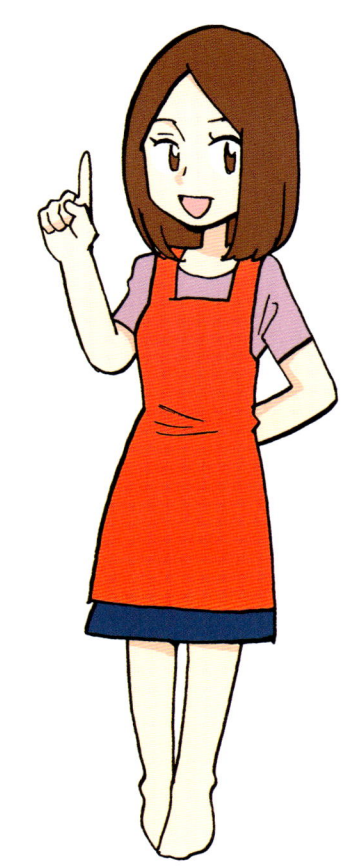

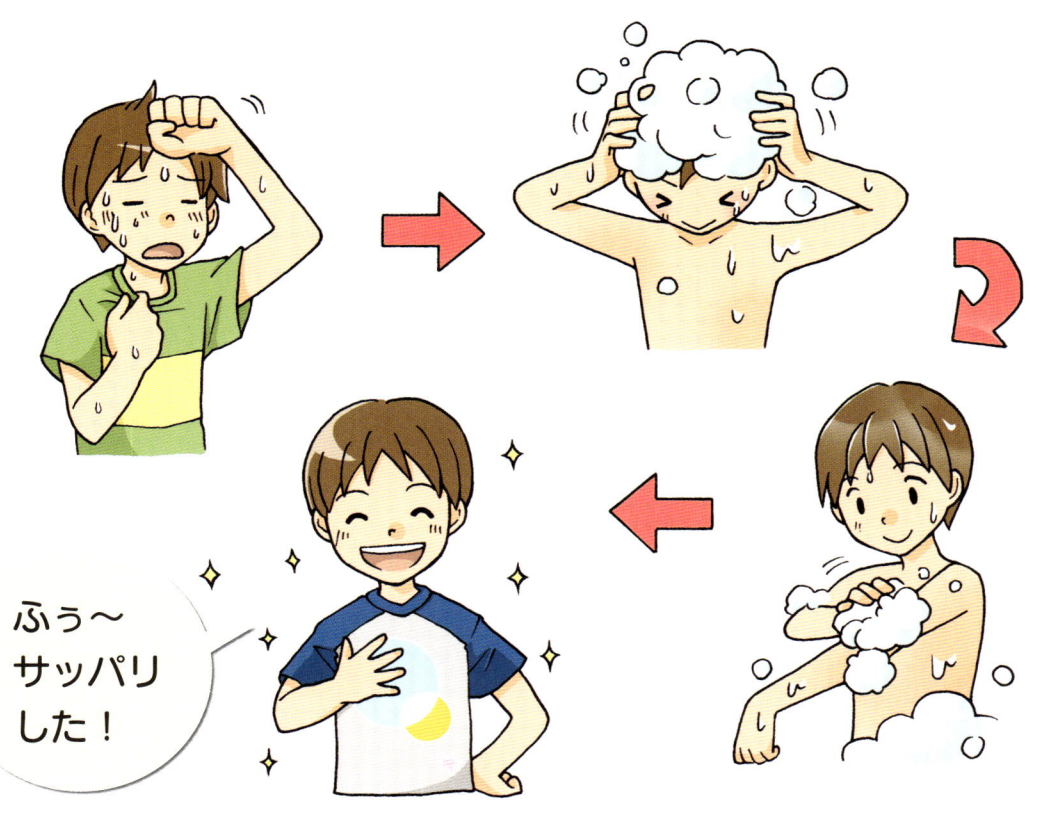

ふぅ〜
サッパリ
した！

つめや耳の中もせいけつに

つめ

つめは皮の一部がかたくなってできたもので、下の方から指先に向かって1日に約0.1mm成長します。指先のつめと皮ふの間はよごれが入りやすく、手洗いでも落ちにくい部分です。

日ごろの手洗いに加えて、こまめにつめを切りましょう。

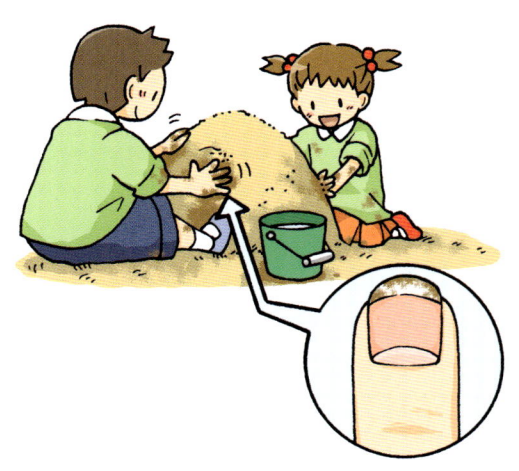

自分でつめを切るときは

つめには、指先を保護する働きがあります。そのため、つめを切り過ぎると、つめやつめの下の皮ふを傷つけることがあります。

特に、足のつめは切り過ぎると指先を痛めます。

手足のつめは指先から1mm程度長く残して切るのがポイントです。

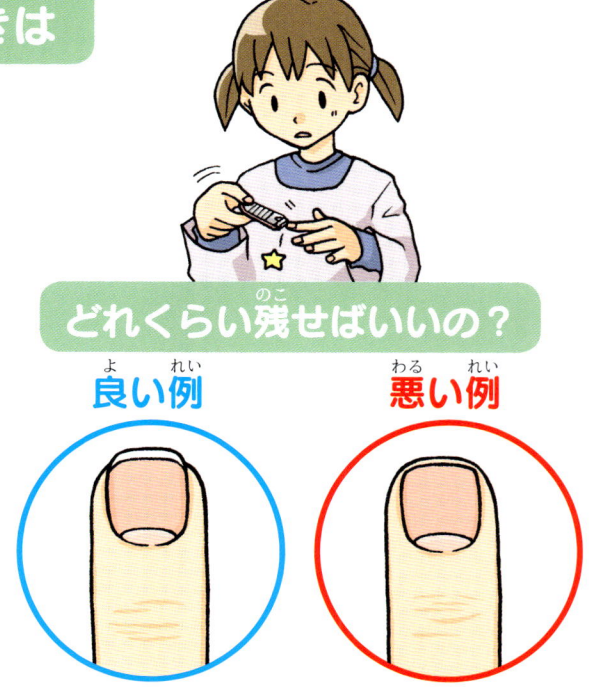

どれくらい残せばいいの？

良い例　　悪い例

耳の中

　耳の中にも「あか」はできます。古い皮ふや毛、耳の中に入ったほこりやごみなどが混ざって「耳あか」はできます。
　自分で自分の耳の穴をのぞくことはできません。耳の中の皮ふを傷つけないためにも、おうちの人に取ってもらう方がよいでしょう。

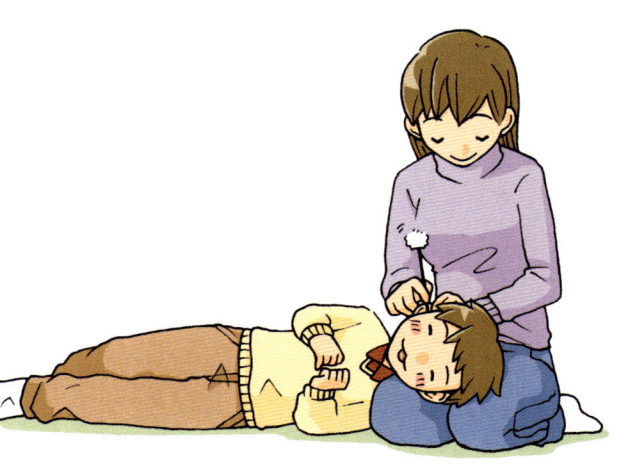

耳あかはどこにできるの？

　耳は外耳、中耳、内耳と分かれており、耳あかは外耳の入口近くにできます。耳あかがたまると、外耳がふさがれて、聞こえが悪くなる場合もあります。

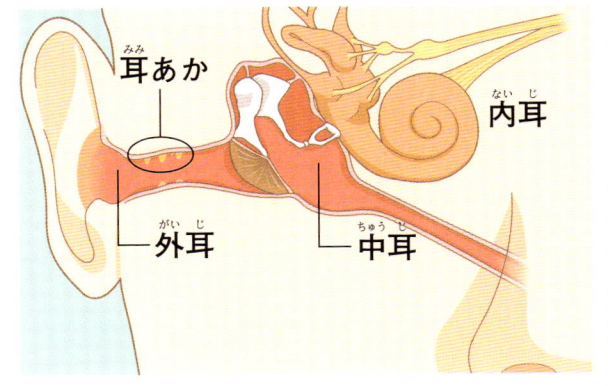

コラム　耳あかのちがい？

　人によって、耳あかがしめっていたり、かわいていたりすることがあります。これは、親からの遺伝によるもので、生まれつき決まっていて、どちらかが良いというわけではありません。

あせを吸収してくれる「衣服」

どうしてわたしたちは汗をかくの？

「あせ」をかくことは、健康のためにとても大切なことです。

気温が高いときや運動した後は体温が上がります。体温が41度をこえると死ぬ場合もあります。そこで、わたしたちの体は、あせをかくことで体温を下げ、36〜37度になるように調節しています。体温が下がるのは、あせが蒸発するときに、皮ふから熱をうばうからです。

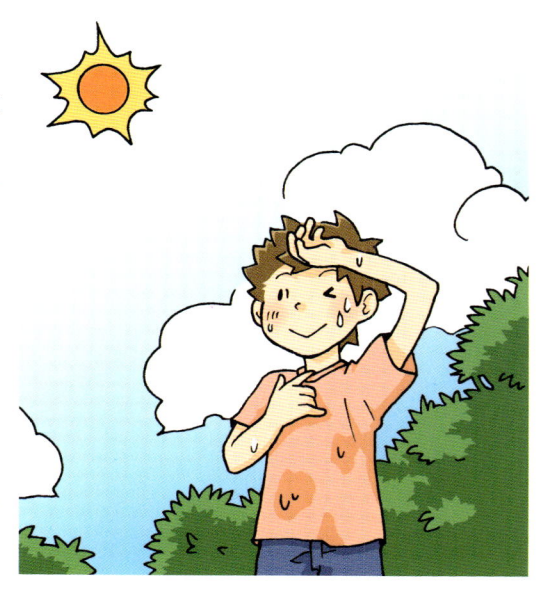

コラム　あせはどこから出ているの？

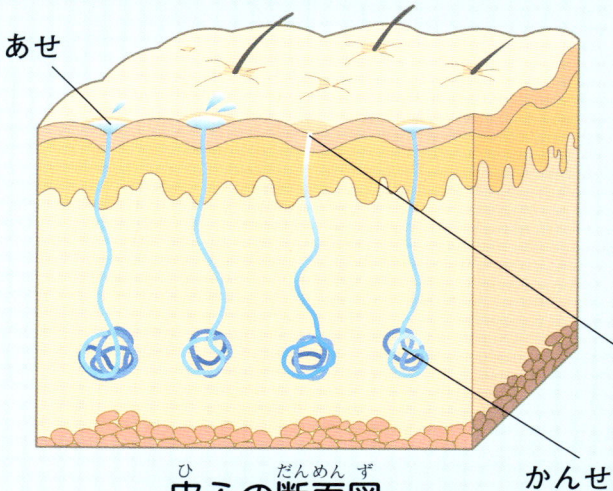

皮ふの断面図

わたしたちの皮ふの中には、「かんせん」と呼ばれるあせを出す細い管があります。かんせんは全身に数百万個あります。

あせを吸収する衣服・しない衣服

わたしたちが体にかいたあせは、衣服が吸収してくれます。しかし、すべての衣服があせを吸収できるわけではありません。特にYシャツなどの素材は、あせを吸収しにくくなっています。

しかし、はだ着などは、あせを吸収することを優先してつくられています。

Yシャツだけを着た場合と、Yシャツの下にはだ着を着た場合を比べると、実際は、はだ着を着た方が、あせを吸収し、すずしく感じるのです。

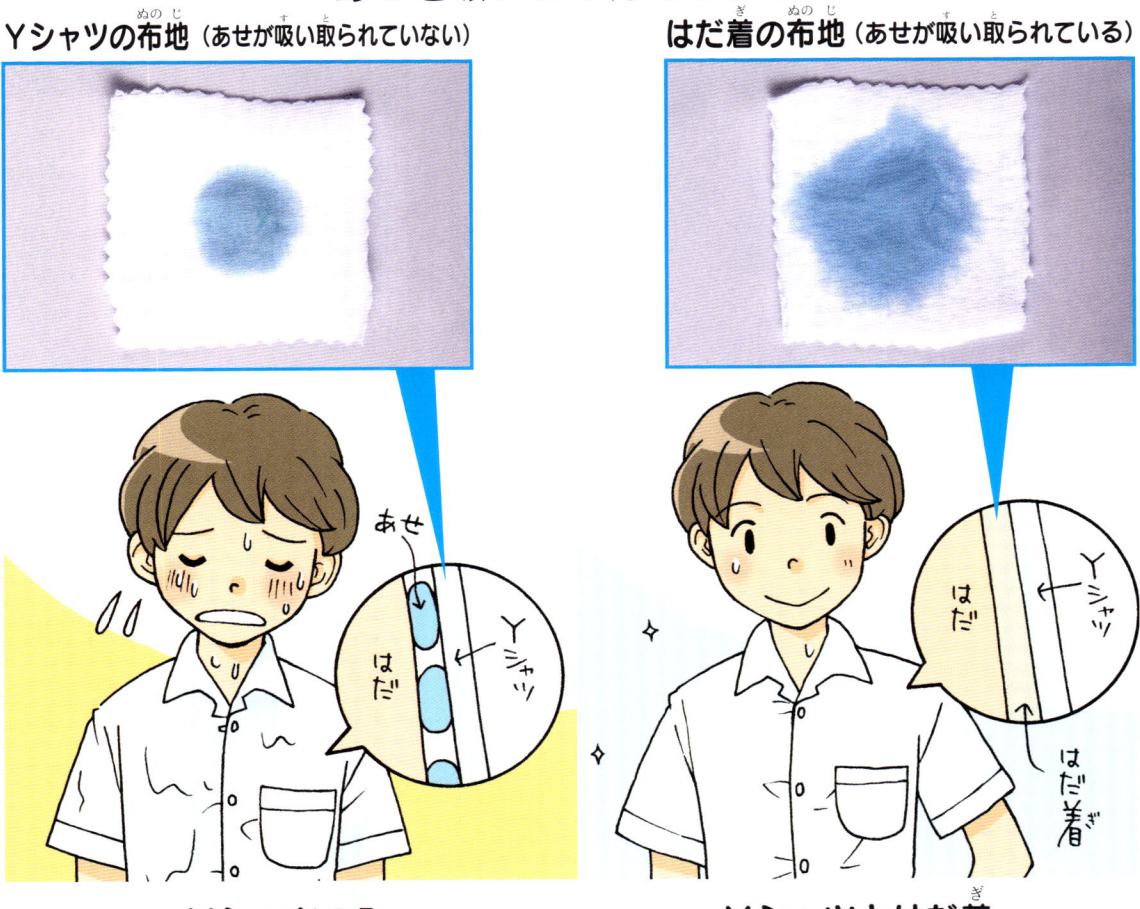

あせを吸いとる力のちがい

Yシャツの布地（あせが吸い取られていない）　　はだ着の布地（あせが吸い取られている）

Yシャツのみ　　Yシャツとはだ着

あせなどでよごれる「衣服」

よごれていないように見えても

　体と同様に、衣服にとっても「あせ」はよごれの原因になります。あせには、衣服につくとしみになったり、くさいにおいを出したりする原因となるものが入っています。また衣服のよごれの原因として体のあかや皮ふにいる細きんなどもあります。

　しかも、かゆみが出る「体」とちがって、「衣服」の場合は、高い気温やクーラーなどであせがかわいてしまうと、よごれていないように見えてしまいます。ところが時間がたつと、しみになり、いやなにおいを発するのです。

はだ着を1日着ると、どれだけよごれるのか見てみよう

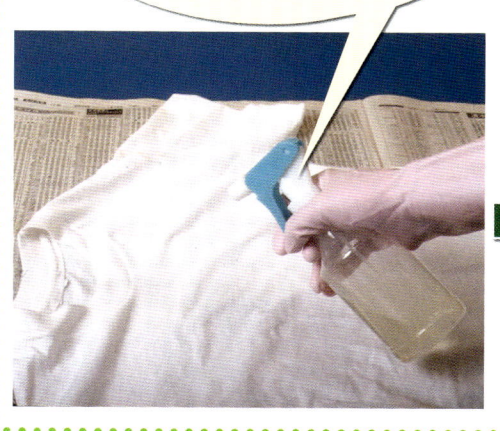

あせやあかに反応して、むらさき色に変化する液体をかけると…

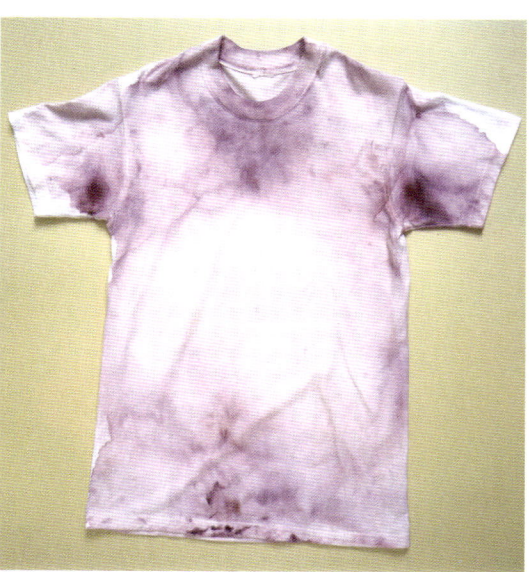

わきの下や首のまわりが特によごれています。

衣服以外にも

あせなどが原因でよごれるのは衣服だけではありません。わたしたちは、顔にかいたあせをふいたり、手を洗ったりした後に、タオルやハンカチを使います。また、足にかいたあせはくつ下が吸収します。

それらも、衣服と同様に、見た目にはよごれていないように見えるかもしれませんが、使った後は、あせやあか、細きんなどでよごれます。

22ページの写真と同じ液体をかけると

あせをふいたタオル

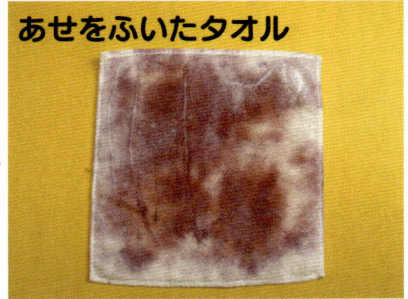

くつ下

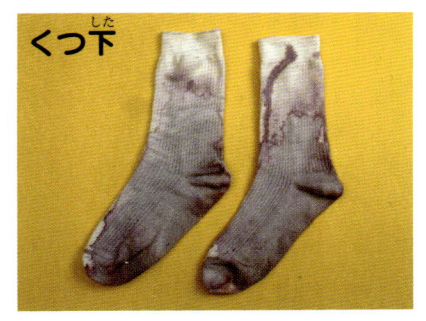

あせをかかない冬は、衣服がよごれないの？

気温が高い夏とちがい、冬場はあせをかく量が少ないのですが、皮ふは常につくられているので、あかは出ています。また、手や体がふれることで、よごれが衣服にも広がります。あせ以外でも衣服は次第によごれていくのです。

よごれやすいはだ着は、冬でもこまめに取りかえましょう。

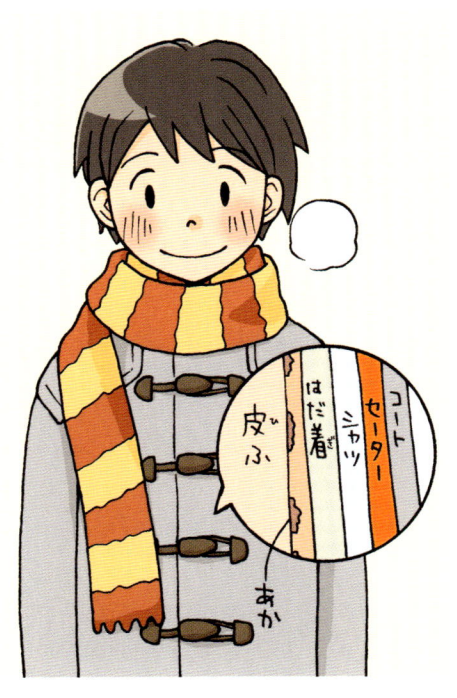

せいけつな衣服を着よう！

せっかく体を「せいけつ」にしても…

　わたしたちは、体をせいけつにするために、あせをふき取ったり、シャワーを浴びたり、入浴時に体をしっかりと洗ったりします。しかし、その後で同じ衣服を着続けていると、せいけつになった体がまたよごれてしまい、気持ちのいい気分も台無しになります。

　あせをかいて帰った後や、入浴後はきちんと衣服を取りかえましょう。また、よごれた衣服は洗たくしてせいけつにすることも大切です。

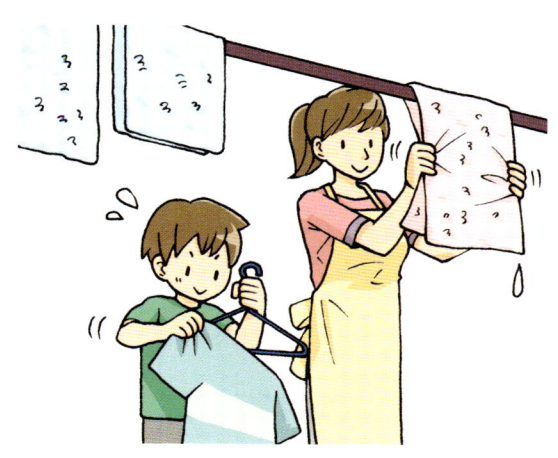

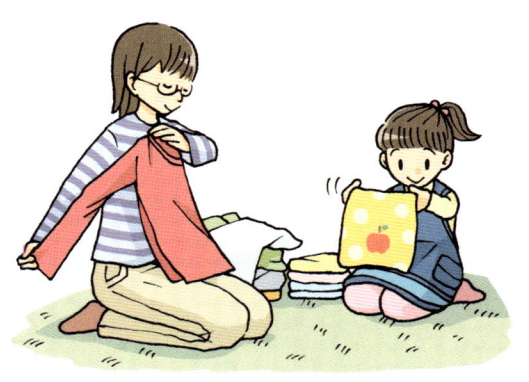

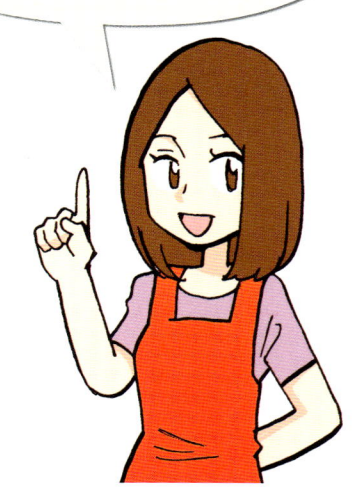

「洗たく」も「せいけつ」には欠かせませんので、洗たく物を干したり、たたんだりするなど、進んでお手伝いをしましょうね。

自分で洗えるものは自分で洗おう！

衣服やハンカチ、くつ下などは洗たく機で洗うことができますが、「くつ」は洗うことができません。

くつの内側は、足のあせなどでむれやすく、外側は、ほこりや土などのよごれがつきます。特に、みんなが学校ではく「上ばき」は、ほとんどの部分が白いため、よごれが目立ちやすく、こまめに洗う必要があります。下の図のように簡単に洗うことができるので、休日などに家に持ち帰って、しっかりと洗いましょう。

自分の上ばきを洗おう！

使うもの：中性洗ざい、ブラシ、バケツ

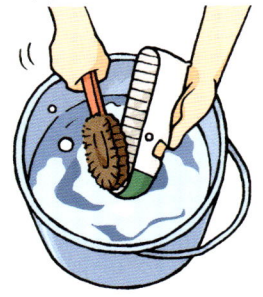

①底についたよごれを洗ざいを入れた水で洗い落とします（ひもがついている場合は、外しておきましょう）。

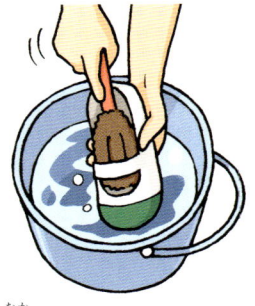

②中の部分（中じき）をしっかりと洗い、最後に外の部分を洗いましょう。

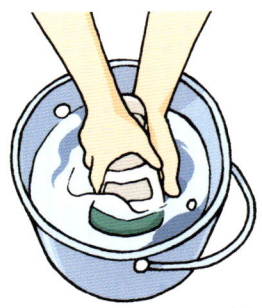

③洗ざいが残らないように、念入りに水洗いをしてすすぎをしましょう。

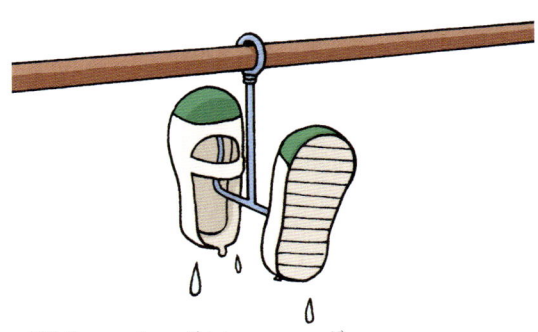

④風通しの良い場所で、かげ干しをしましょう。

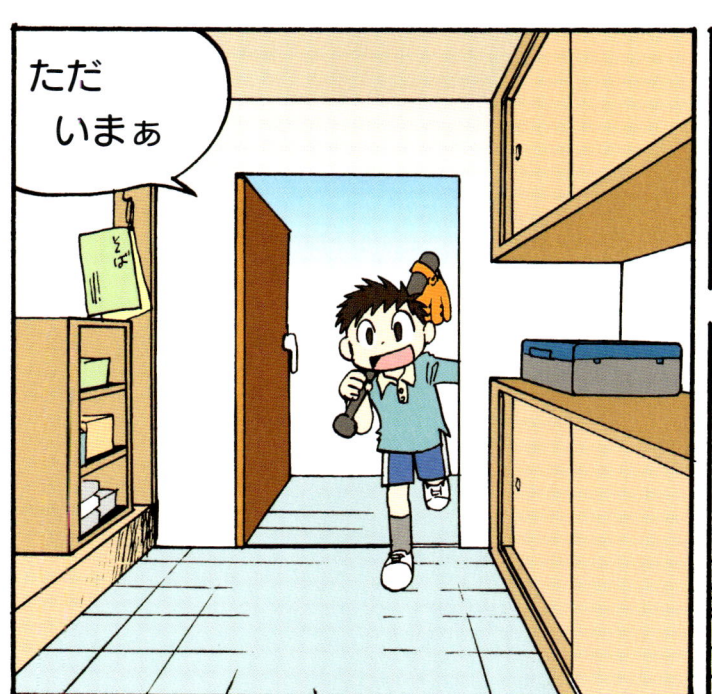
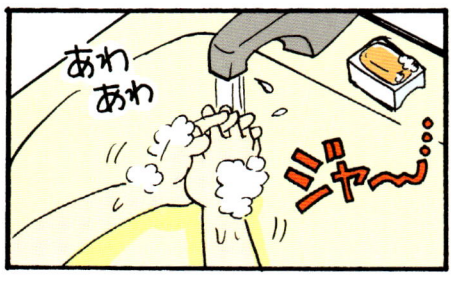
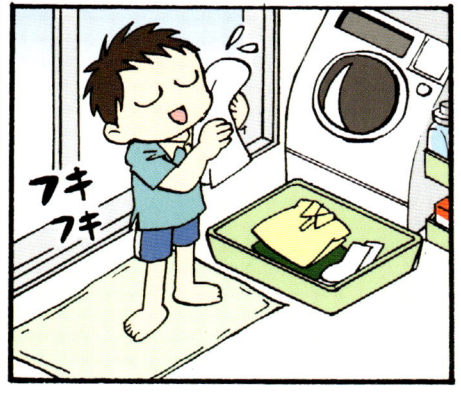
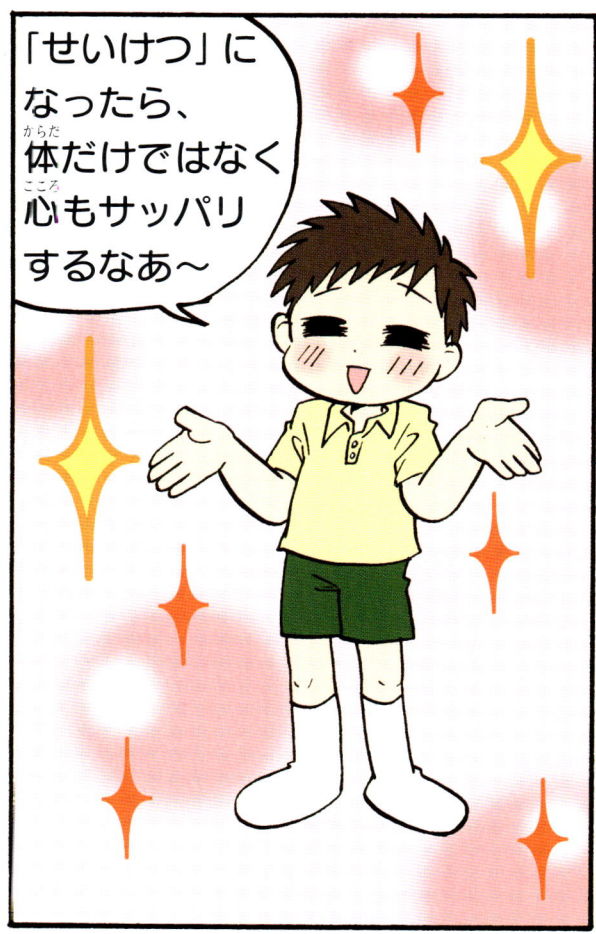
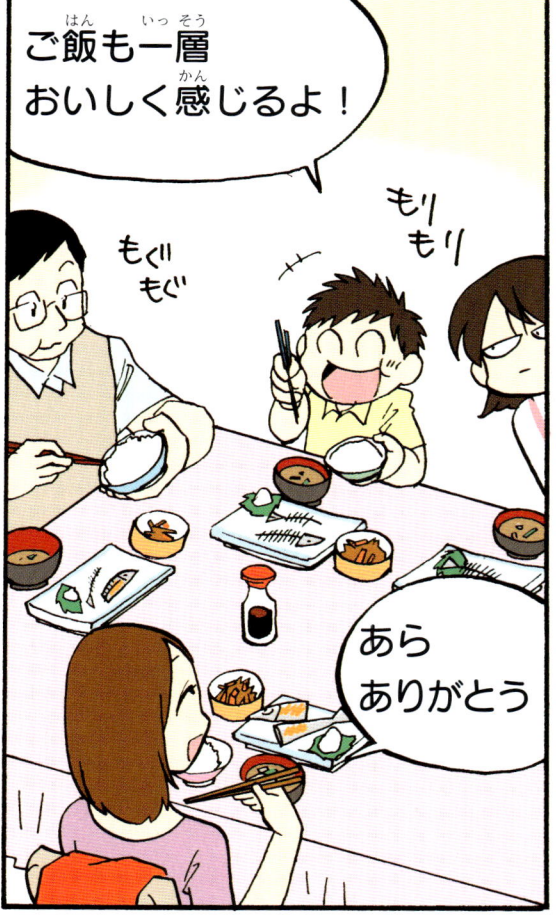

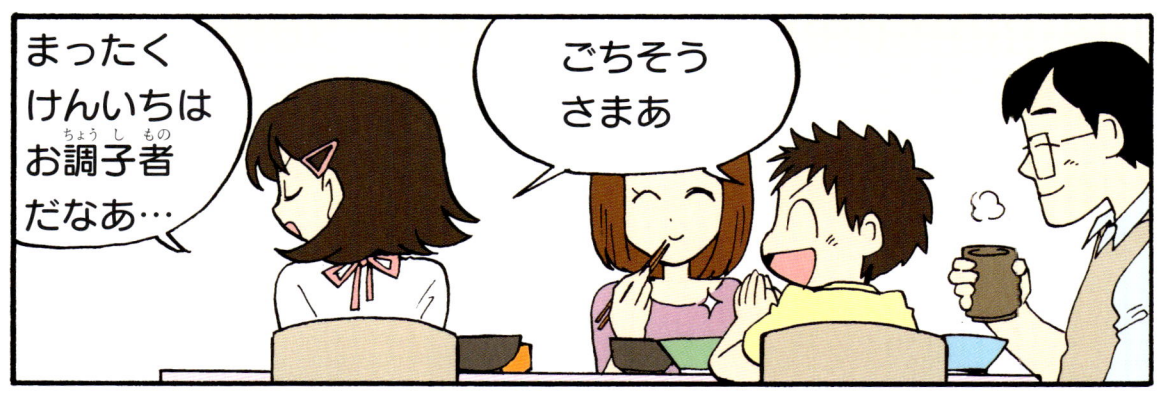
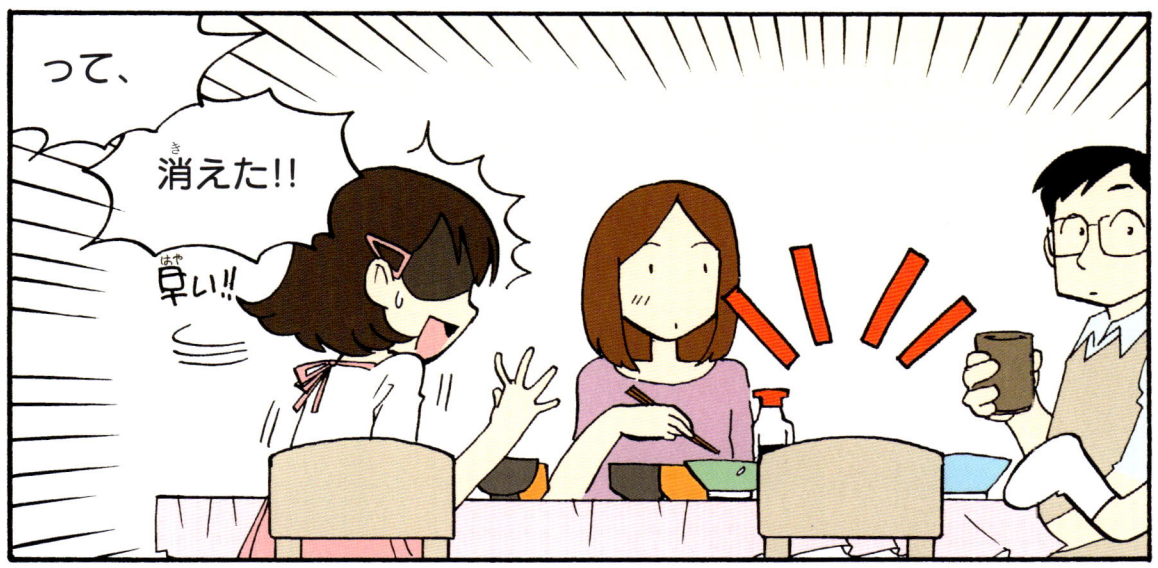

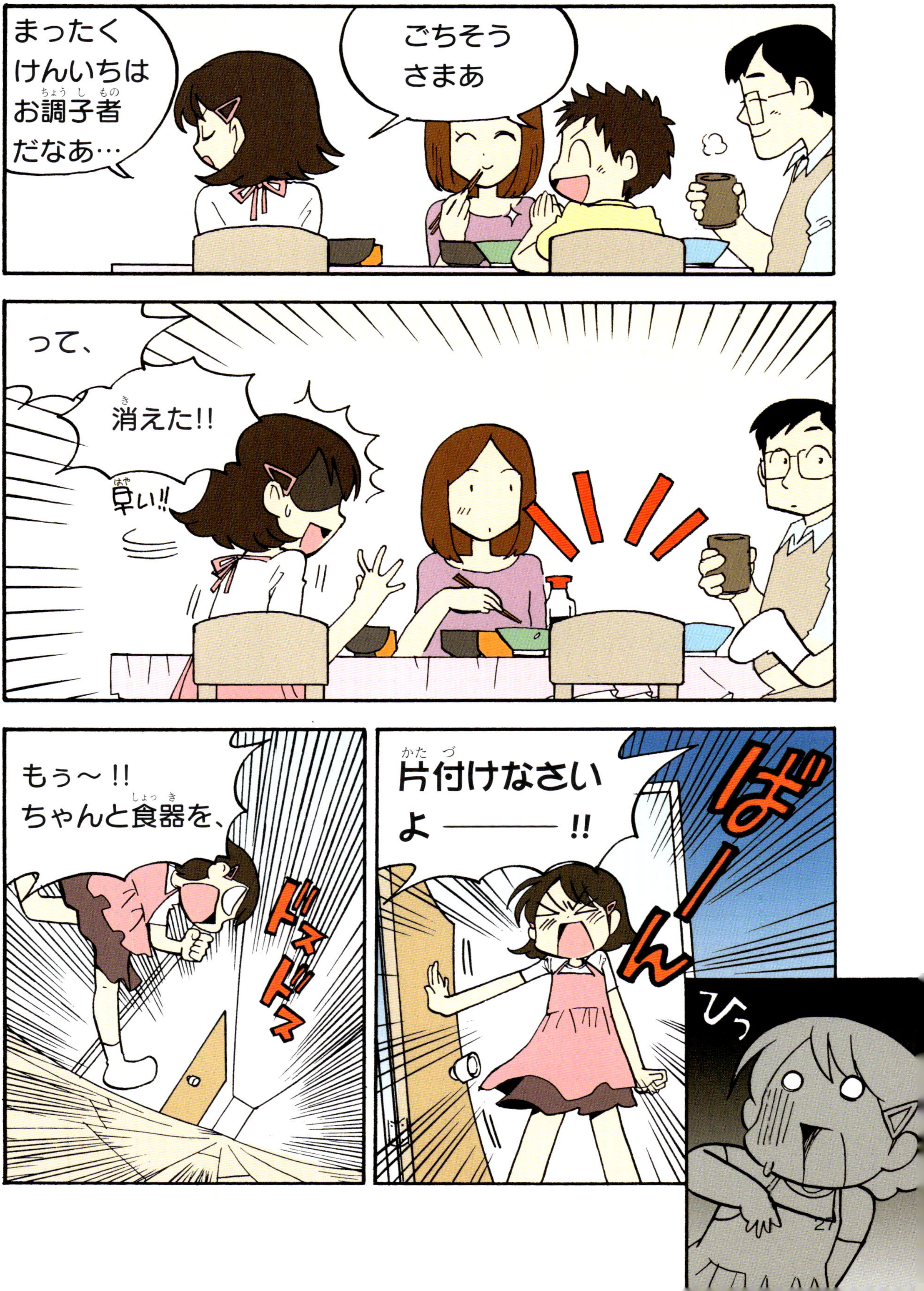

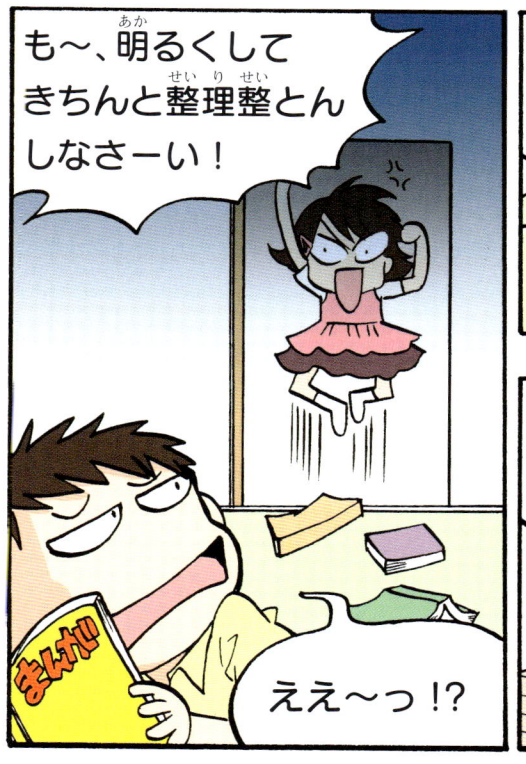

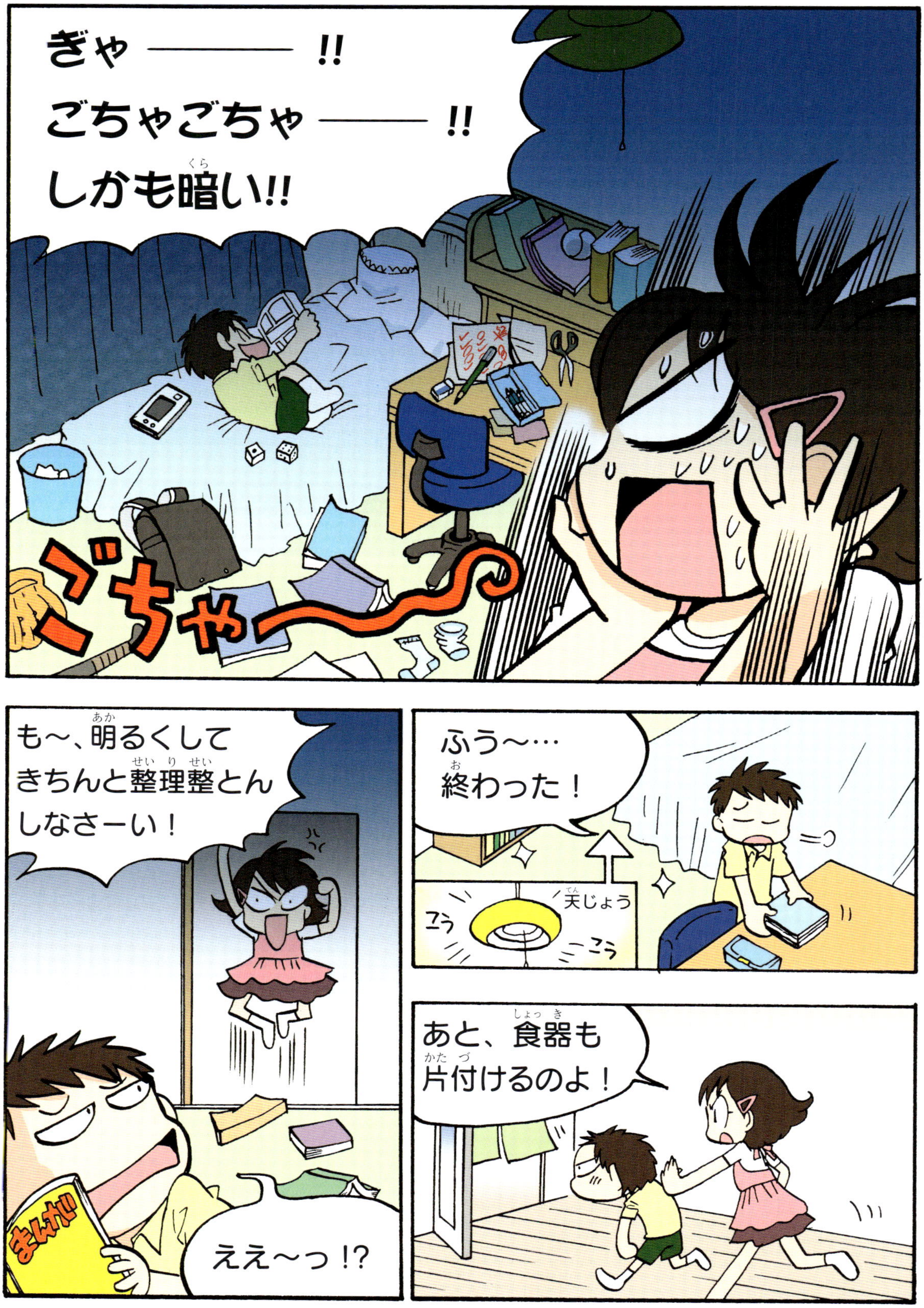

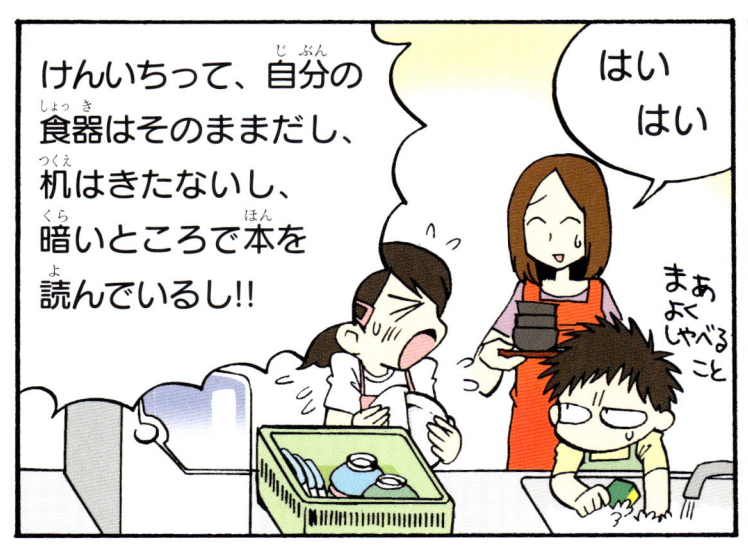
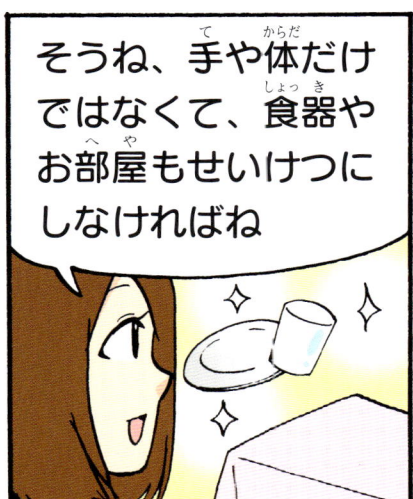
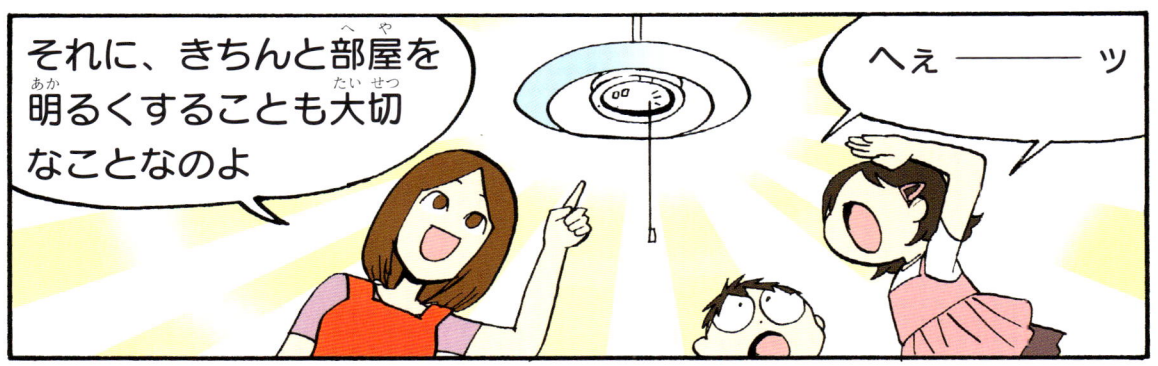
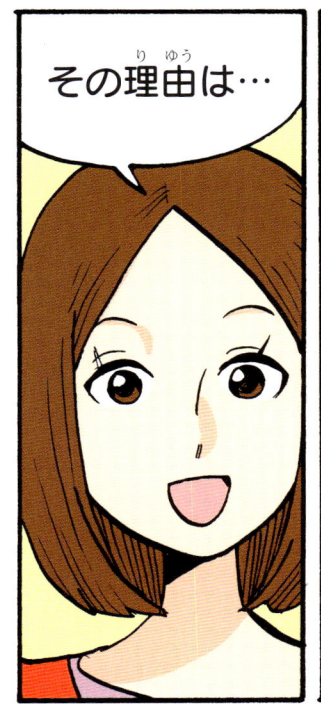
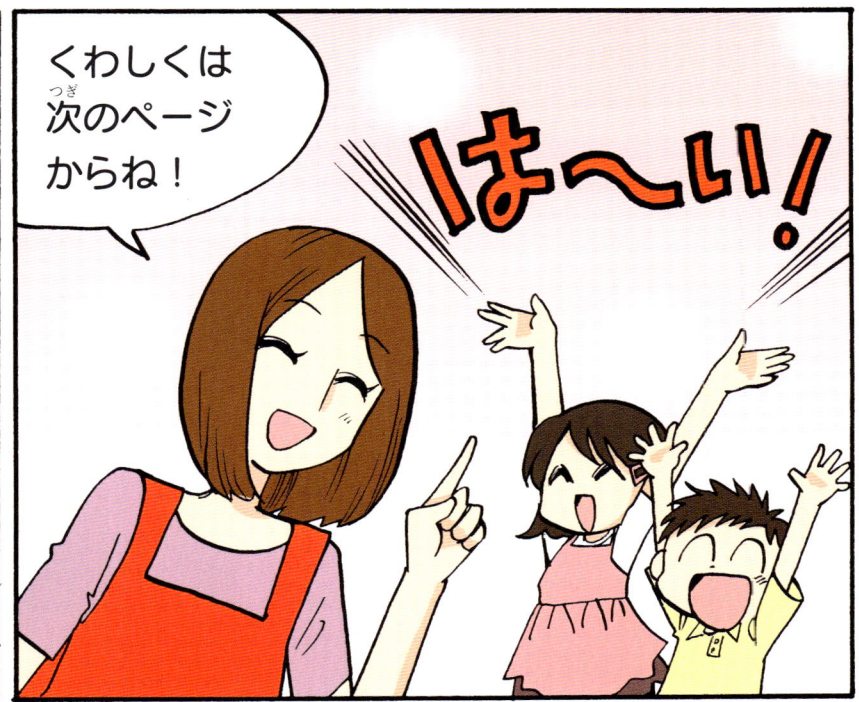

部屋がよごれていると

手や体、衣服をせいけつにしても…

みんなはどんなときに部屋がよごれていると感じますか？

前のページの「けんいち君の部屋」のような本や紙くずなどがバラバラとゆかに置いてあったり、ほこりまみれになったりした部屋の様子が思いうかぶでしょう。

そんな部屋では、手や体、衣服をせいけつにしても、あまり気持ちよくはなれず、さらに、せっかくせいけつにした手や衣服がよごれてしまいます。手や体、衣服をせいけつにし続けるためにも、きちんと、部屋もせいけつにする必要があるのです。

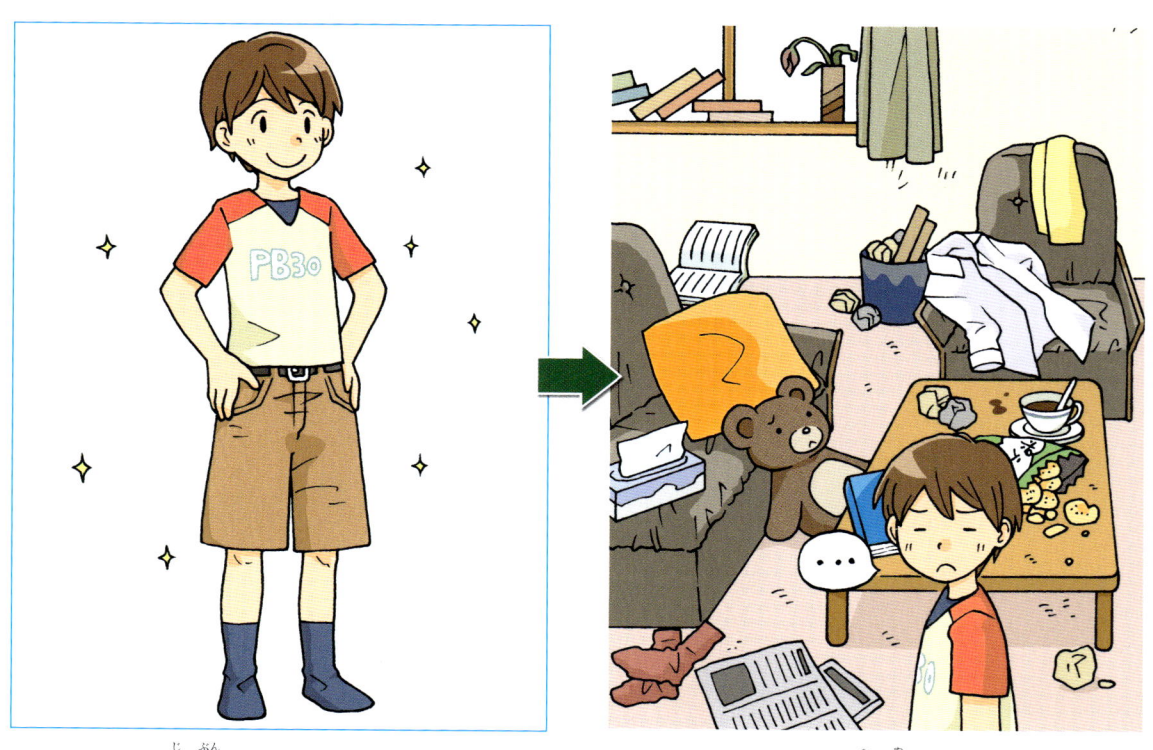

自分はせいけつ！　　　でも部屋は？

部屋の中にもいる見えづらいよごれたち

★ほこり

ほこりの正体は、一体何でしょうか？

その多くは衣服やじゅうたんなどの糸くず（せんい）で、ほかにも砂や細かな紙くず、消しゴムのかすなども入っています。

また、暗い場所で光を空気に当てると、細かなほこりを見ることができます。

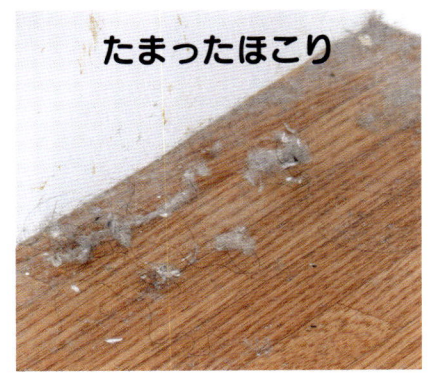

たまったほこり

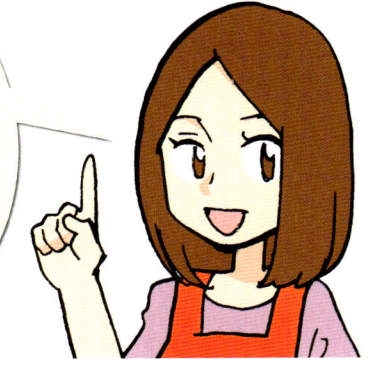

ほかにも、
・かみの毛
・体のあか
・ダニやその死がい
などが入っていることがあるのよ。

★細きん

空気中や部屋の中にもたくさんの細きんがいます。その中で注意が必要なのが、食事に使う物につく細きんです。例えば、食事の後で、食器に付いた食べ残しは、細きんにとって、おいしい「えさ」になります。

手洗いと同様に、水洗いしただけでは落ちずに、細きんを増やしてしまいます。

おはしやスプーン、お皿などは直接あるいは間接的に口の中に入るので、しっかりと洗い、細きんを落とす必要があるのです。

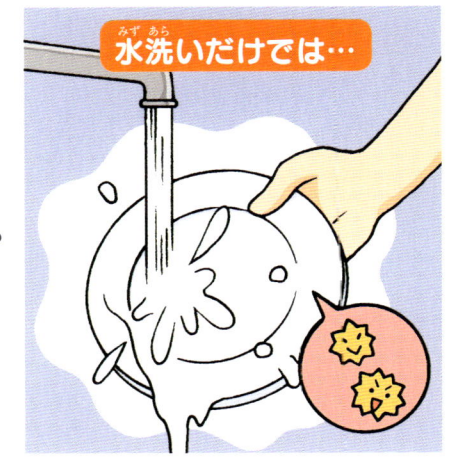

水洗いだけでは…

部屋をせいけつにするために

自分でできることから1つずつやっていこう

　部屋をせいけつにするためには、もちろん「そうじ」をする必要があります。しかし、どこから手をつければよいのでしょうか？

　まずは、本やおもちゃなどを元のあった場所にもどして整理整とんし、紙くずなどをきちんとごみ箱に捨てるなど、身のまわりで、できることから始めてみましょう。そうすることで、部屋が明るくきれいに見え、気分もよくなります。

　さらに、こまめに窓を開けて「かん気」をして、空気中のほこりを外に出し、新せんな空気を入れましょう。

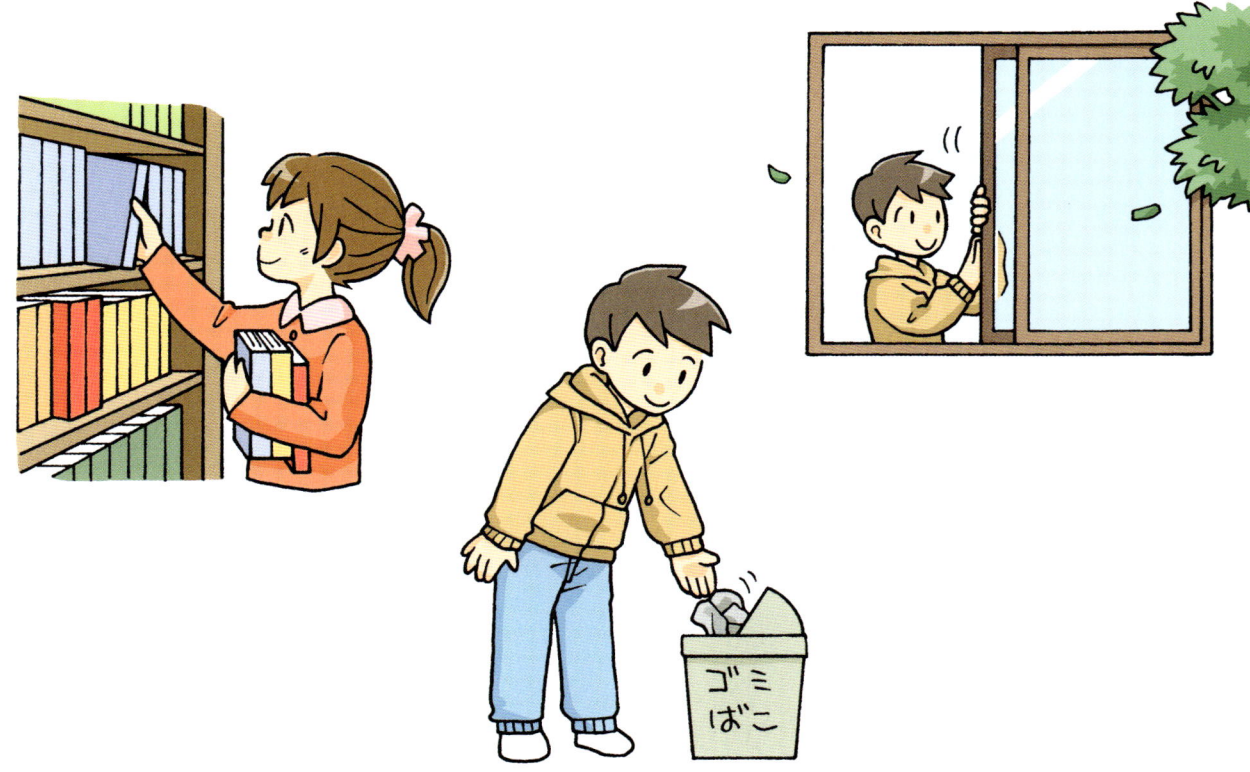

食事をしたり、勉強をしたりするテーブルや机をしっかりとしぼったふきんでふきましょう（ふきんのしぼり方は、42ページに書いてあります）。

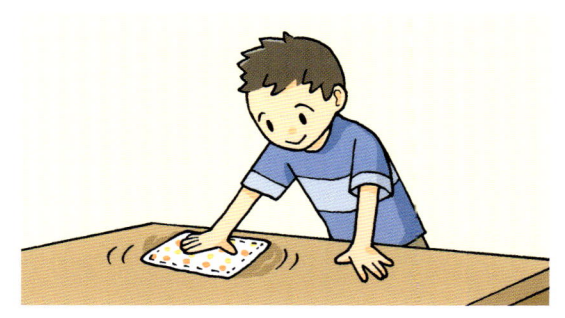

「お皿洗い」は、おうちの人が全部やってくれているかもしれません。しかし食事の後に、洗い場に食器を持って行き、おうちの人といっしょに洗うなど「お手伝い」をすることはできますよね。

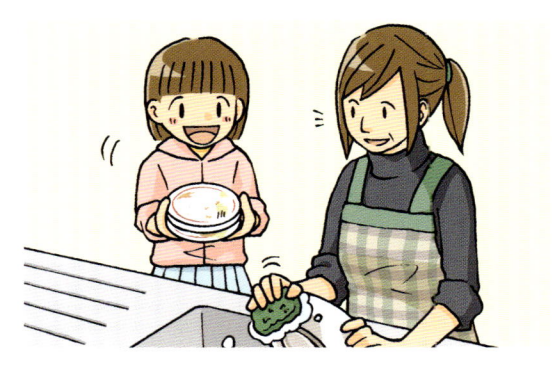

部屋をせいけつにすることで、見た目だけではなく、空気もきれいになるので、体を洗ったときと同じように気持ち良い気分になるわね。

でも、部屋をそうじするのは、ひとりでは大変かもしれません。そこで、家族みんなで協力してそうじをしてみましょう。快適な気分になれます。くわしくは、42ページを見てね。

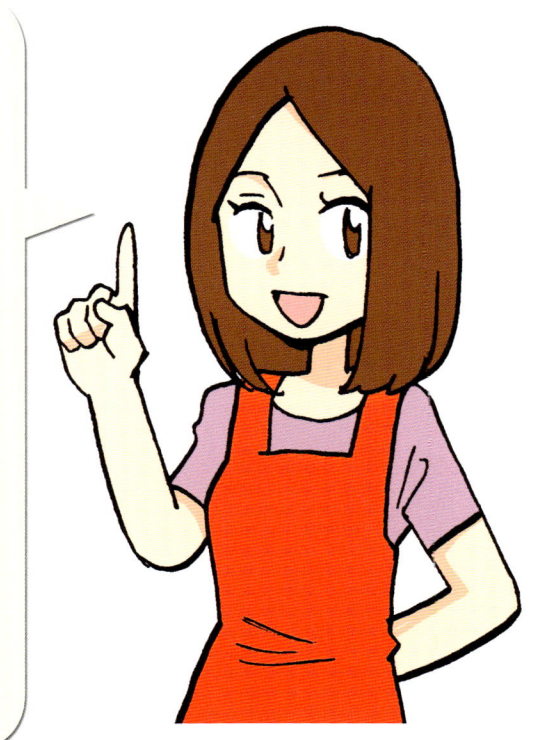

部屋を明るくしよう！

せっかく部屋をせいけつにしても

　部屋のそうじをしてせいけつにしても、部屋が暗くて物が見えづらければ、きれいとは感じられません。きちんと部屋を整理し明るくすることで、より快適に過ごすことができるのです。
　しかも、部屋の明るさは目にも大きなえいきょうをあたえます。
　暗い部屋で、「文字が何とか見えるから問題ない」と思って読書をしたり、テレビやけい帯ゲームから出る光の明るさだけで遊んだりしていませんか？　そうすると、本やゲームの画面に目を近づけて見るため、目の中の筋肉に無理をさせてしまいます。そのためにつかれやすくなり、視力が低下することもあるのです。

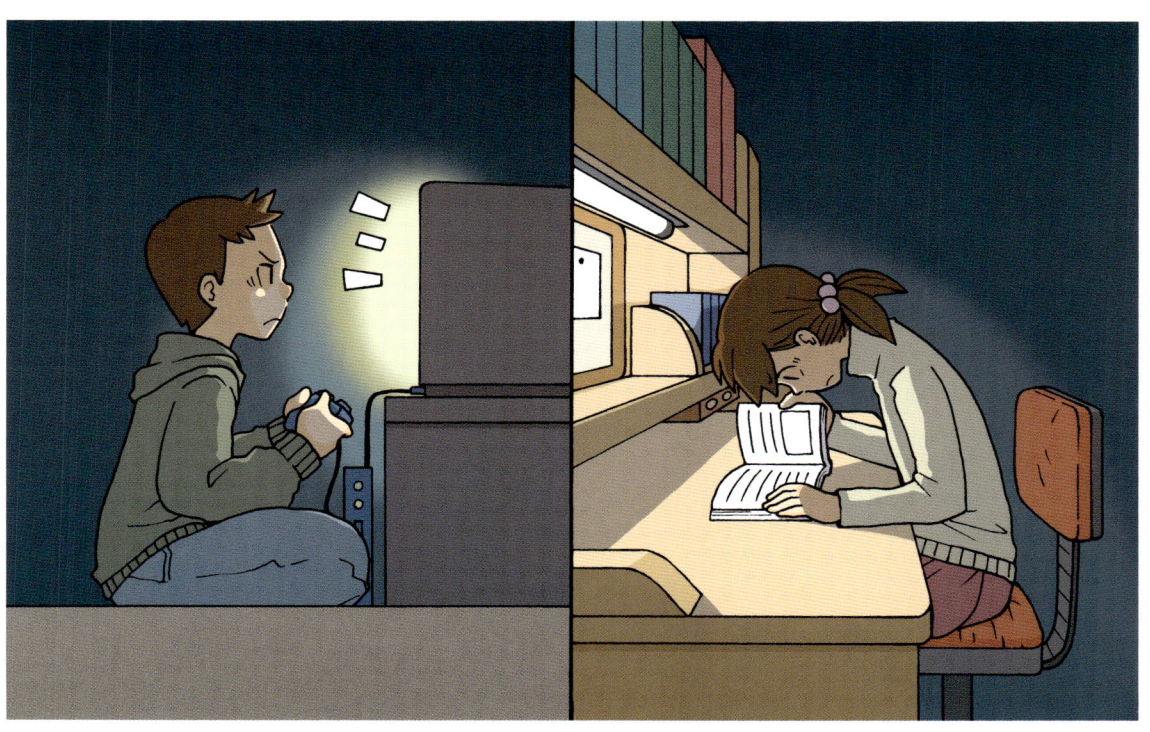

「明るさ」のちがい

下の写真を見てみましょう。昼間は、何もしなくても文字がよく見えます。夜間は、机の照明だけだと文字は何とか見えますが、少し暗いため、見えづらい状態です。無理をせずに全体を明るく見ることができるかん境をつくることが大切です。

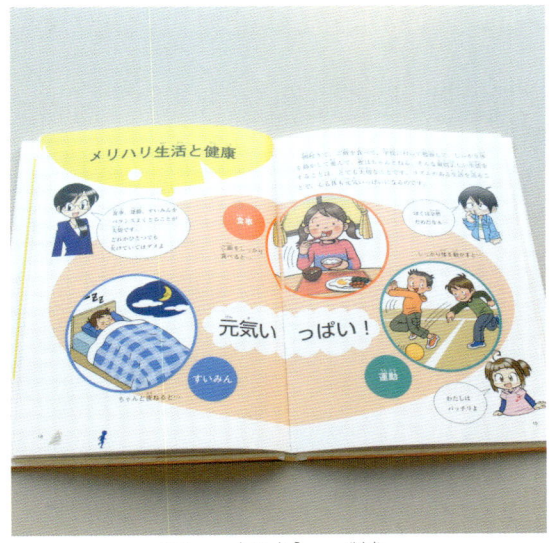

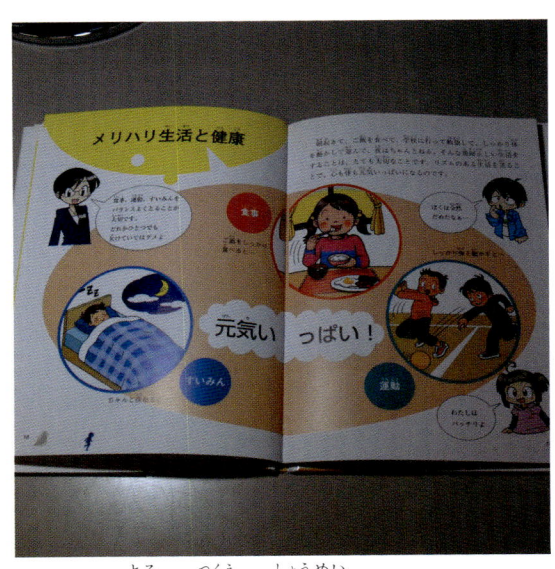

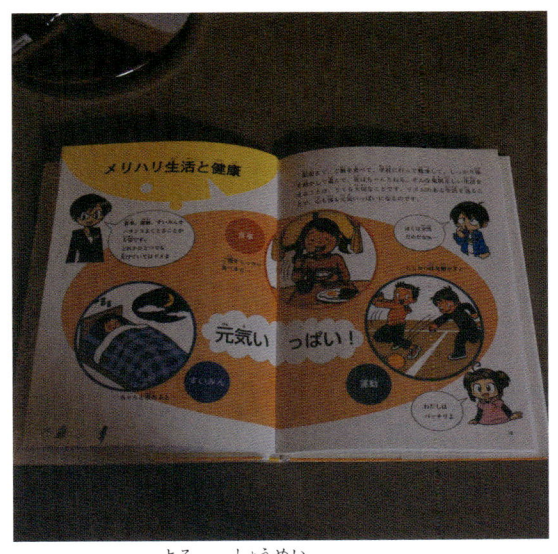

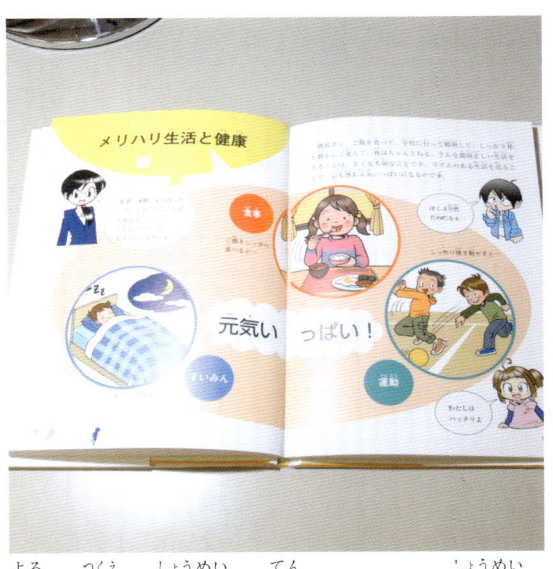

昼（太陽の光）

夜（照明なし）

夜（机の照明のみ）

夜（机の照明と天じょうの照明）

「明る過ぎ」にも注意！

太陽の光で文字が見えなくなる？

　天気の良い日の屋外では、太陽の光がまぶしいですね。

　晴れた日の直射日光（直接当たる太陽の光）は、部屋の照明の約100倍もの明るさがあります。わたしたちは、目の中で外から入る光の量を調節していますが、直射日光は明る過ぎてうまく調節ができません。

　実際に朝や午後になると、窓などから直射日光が入るため、まぶしく、文字も見えづらくなることがあります。

　その場合どうすればよいのでしょうか？

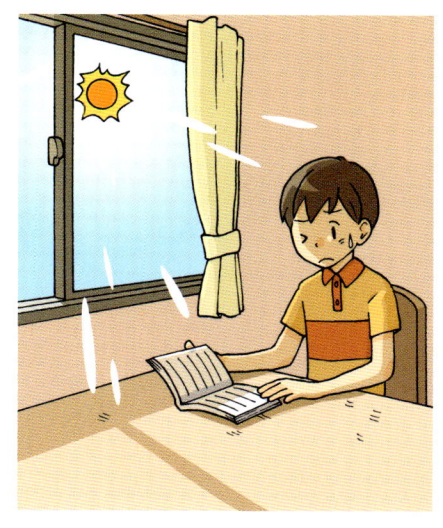

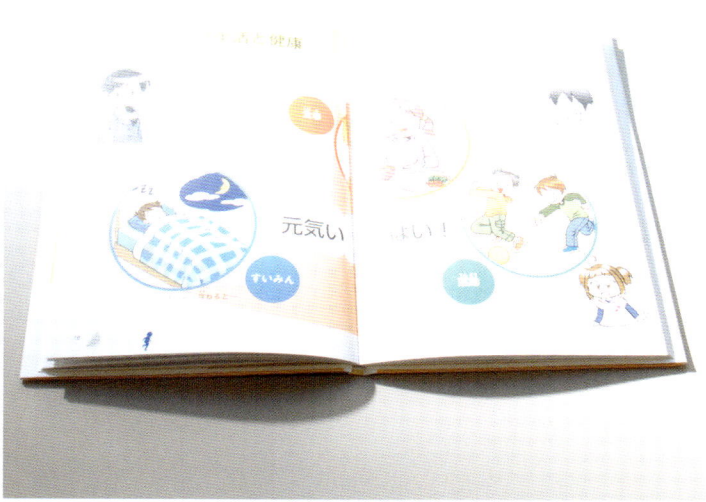

太陽の光を防ごう

まぶしくて、文字が見えづらくなったときは、カーテンを閉めて直射日光が入るのを防ぎましょう。

カーテンを閉めることで、室内が暗くなったら、必ず照明をつけましょう。

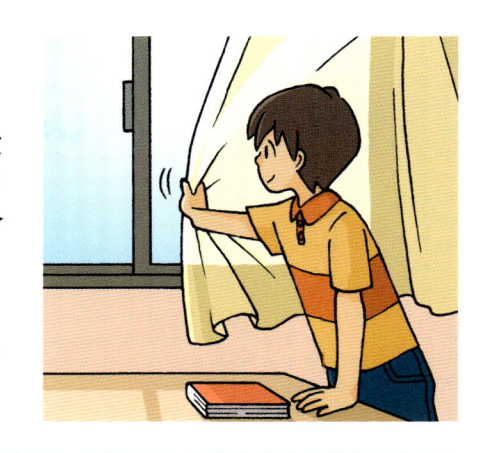

コラム すいみんと明るさの関係

わたしたちの脳は、目から入ってくる光の明るさで「朝」と「夜」を判断し、夜に脳から「メラトニン」と呼ばれる物質を出すことで、ねむ気が起こり、休息をとるように体に指示します。

しかし、夜に、長時間テレビやゲーム、照明などの強い光を浴びると、脳が「夜」を判断できなくなります。そのため、メラトニンが出ず、ねむりが浅くなり、脳が休めないために、朝もすっきりと起きられず、生活リズムが乱れてしまいます。

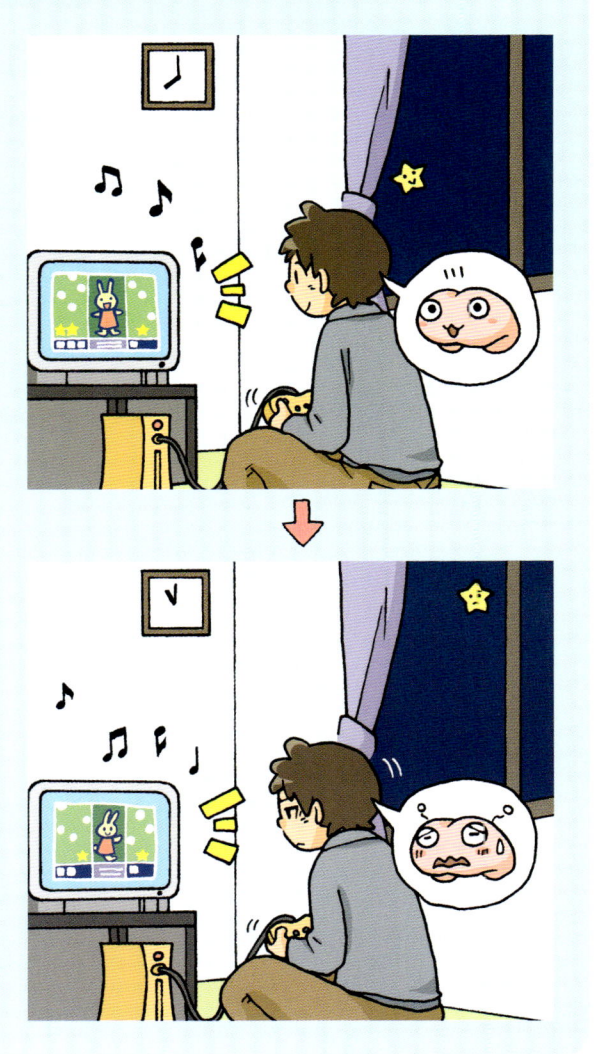

学校もせいけつで明るくしよう

まずは、自分のまわりをチェック！

　自分の机やいすをしっかりとしぼったふきんやぞうきんでふくことから始めてみましょう。また、机の中に、無理にものをつめこみ過ぎていませんか？　きちんと整理して、いつも机の中は、すっきりと教科書やノートが取り出しやすい状態にしておきましょう。
　次にクラスの本だななども整理し、使いやすい状態にしてみましょう。まわりの人もきれいに使うようになるでしょう。さらに教室やほかの場所も積極的にせいけつで快適なかん境にしましょう。次のページで、その一例をしょうかいします。

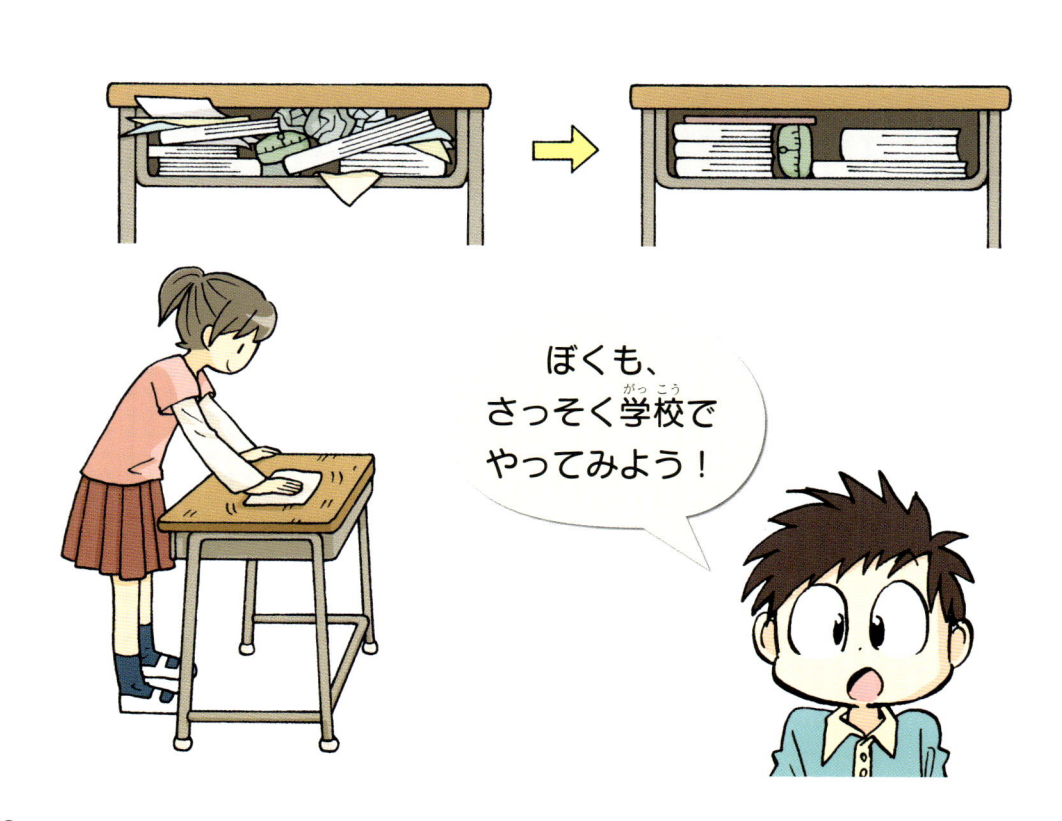

ぼくも、さっそく学校でやってみよう！

教室は、多くの人が動きまわるため、ほこりがまい上がりやすくなります。

　ほこりがまい上がりやすい休み時間やそうじの時間など、こまめに窓を開けて、かん気を行いましょう。

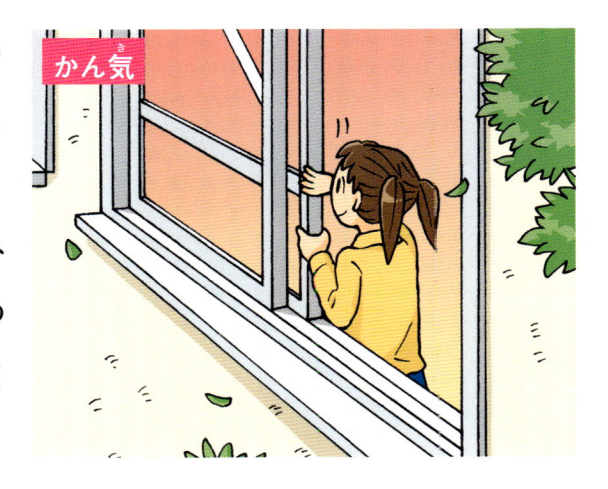

かん気

　トイレを使っていて、便器のまわりなどをよごしてしまったときは、トイレットペーパーなどを使って、きれいにふき取りましょう。

　特にトイレは不衛生になりやすいので、必ず守ってほしい最低限のマナーです。

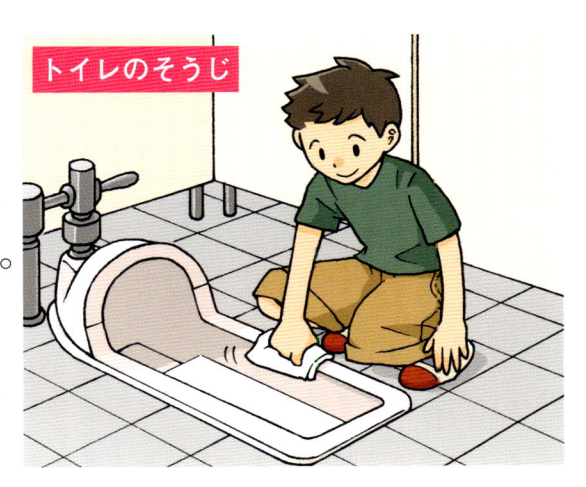

トイレのそうじ

　適切な明るさで勉強を行うことで、「目」や、目からの情報を理解する「脳」に負担がかからなくなるので、つかれにくくなり、内容もより理解することができます。暗くなったなと感じたら、すぐに照明をつけましょう。

　日光をまぶしく感じたらカーテンを閉めて、照明をつけましょう。

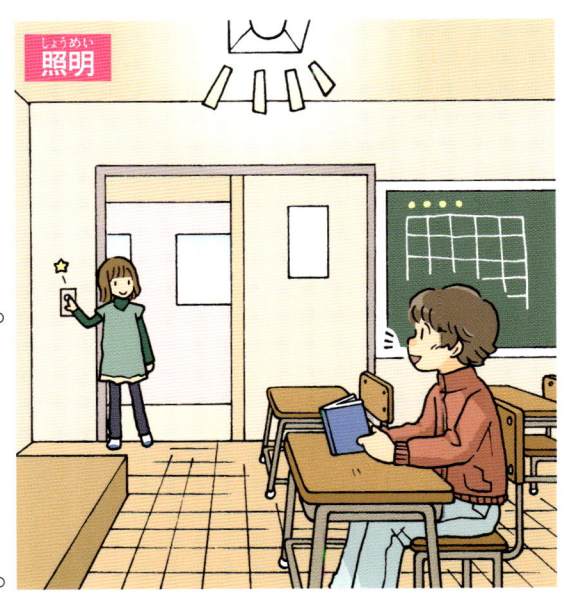

照明

多くの人の協力でつくられる快適な学校

みんなでそうじ

　学校の清そう時間では、教室だけではなく、ろうかやトイレ、理科室などの特別教室など、さまざまな場所のそうじをみんなで行っていますね。

　しかし、みんなのほかにも、学校をせいけつで快適にするために毎日がんばっている人がいます。

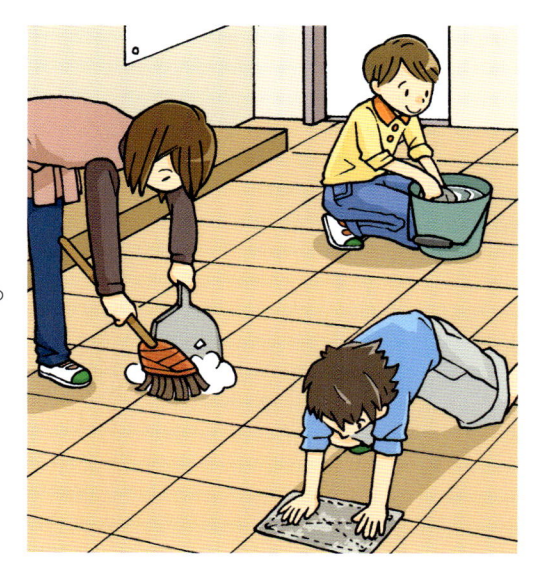

先生たちもがんばっています！

★保健室の先生、学校薬ざい師さん

　保健室の先生は、みんなが学校で快適に過ごせるように、教室の空気がせいけつな状態か、照明はきちんと適切な明るさになっているか、水道やプールの水はせいけつかなど、ほかの先生とともに、常に点検しています。

　また、学校薬ざい師さんといっしょに定期的に学校全体がせいけつかどうかの検査を行っています。

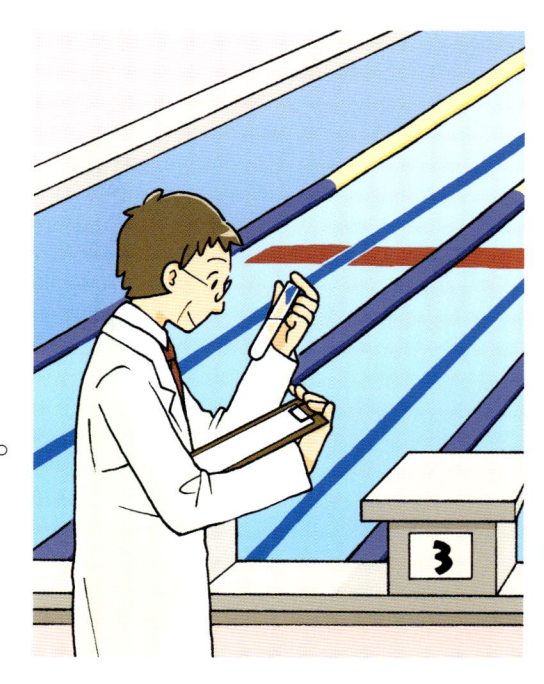

★ 学校用務員さん

　学校用務員さんは、学校に植えられている樹木や植物をしっかりと管理し、きれいにしてくれています。

　それだけではなく、みんなの学校の教室や遊具、プールなどを安全に使うことができるように点検・修理してくれている学校になくてはならない人なのです。

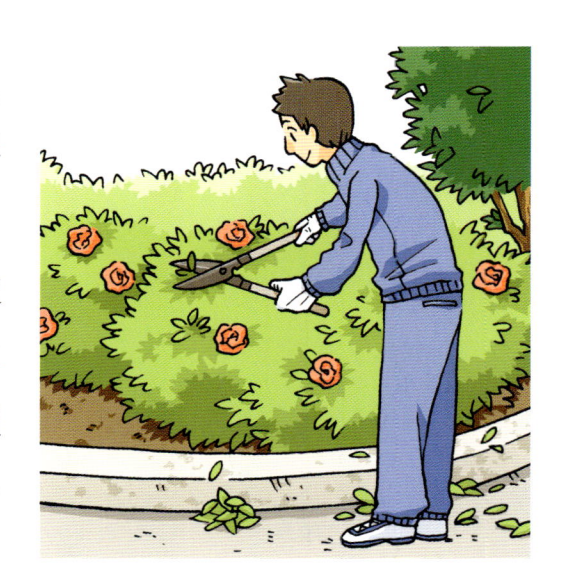

★ そのほかにも

　みんなのお母さんやお父さん、学校の近所の人などが集まって、みんなが安全に登下校できるように校内だけではなく学校の周辺や通学路の清そう活動を行っています。

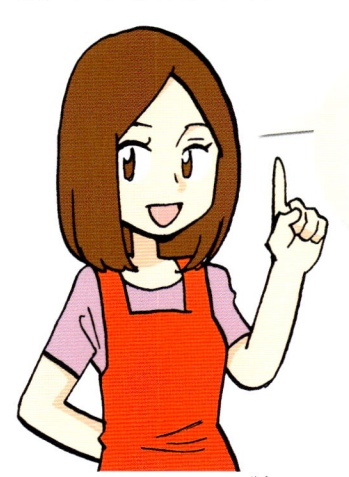

わたしたちもがんばっているのよ

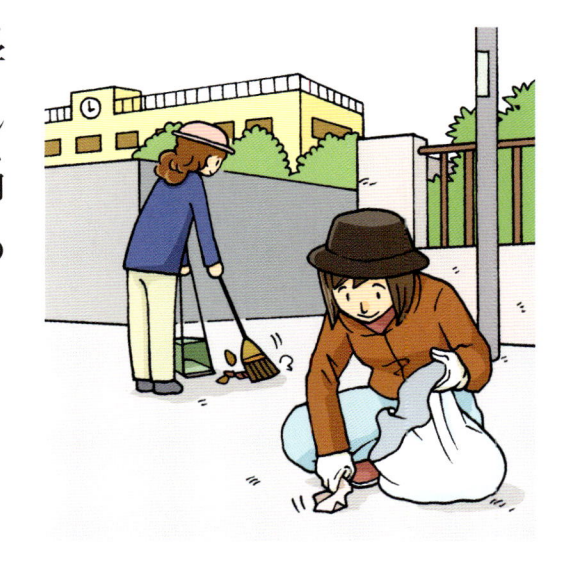

　たくさんの人たちの日ごろからの努力によって、せいけつで快適な学校かん境はつくられているのです。

さあ、みんなでそうじをしよう！

そうじをする前に

そうじに使う用具が、よごれていたら意味がありません。事前にチェックしておきましょう。

また、ごみが出るので、ゴミぶくろを忘れずに用意しましょう。望ましいのは動きやすく、よごれてもいい服装です。

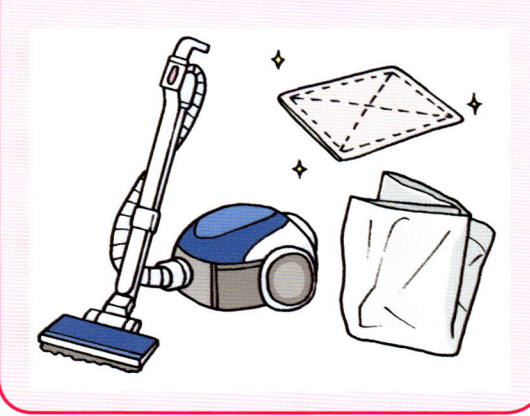

かん気をしよう

そうじを行っているときは、多くの物を動かすので、ほこりがまい上がりやすくなります。必ずかん気を行いましょう。

そうじの後も、しばらくは、外から新せんな空気を入れましょう。

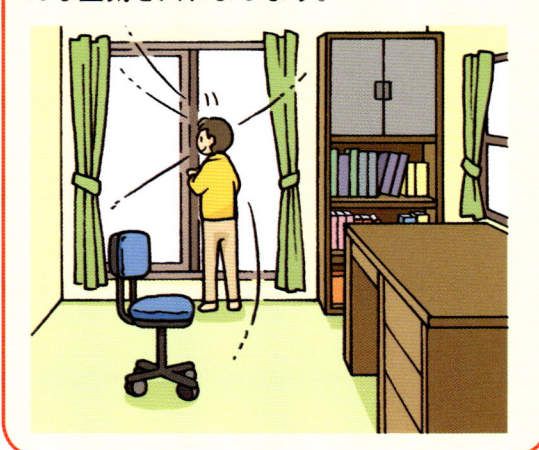

ふきんやぞうきんのしぼり方

「横」より「縦」でしぼる方が、ふきんやぞうきんがねじれやすく、よくしぼれます。

水気が多いふきんやぞうきんでふくと、かわきにくく、特に木でできたものなどは、しめってくさりやすくなるので、「たてしぼり」でしっかりとしぼってふきましょう。

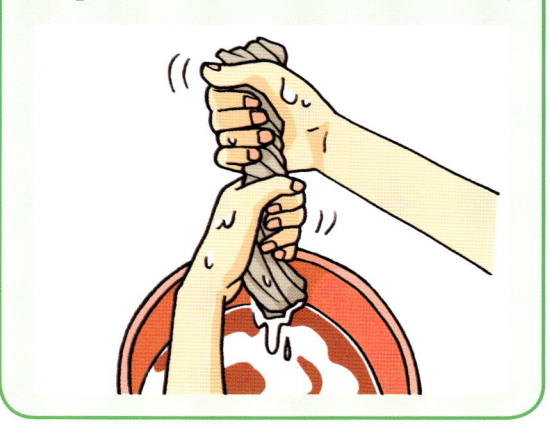

そうじが終わったら

使った用具を片付け、ごみは必ず分別して始末しましょう。

ぞうきんは、よく水洗いをして、しっかりとしぼり、かわかしておきましょう。手洗い・うがいも忘れずに行いましょう。

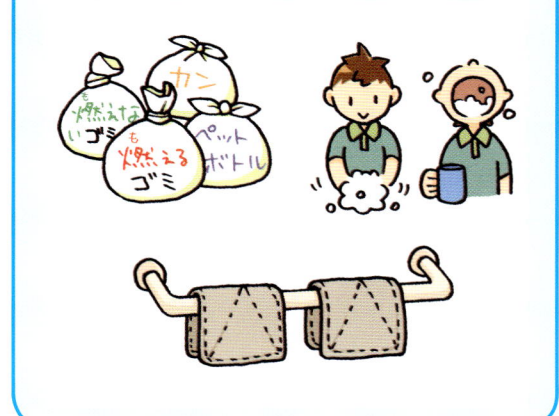

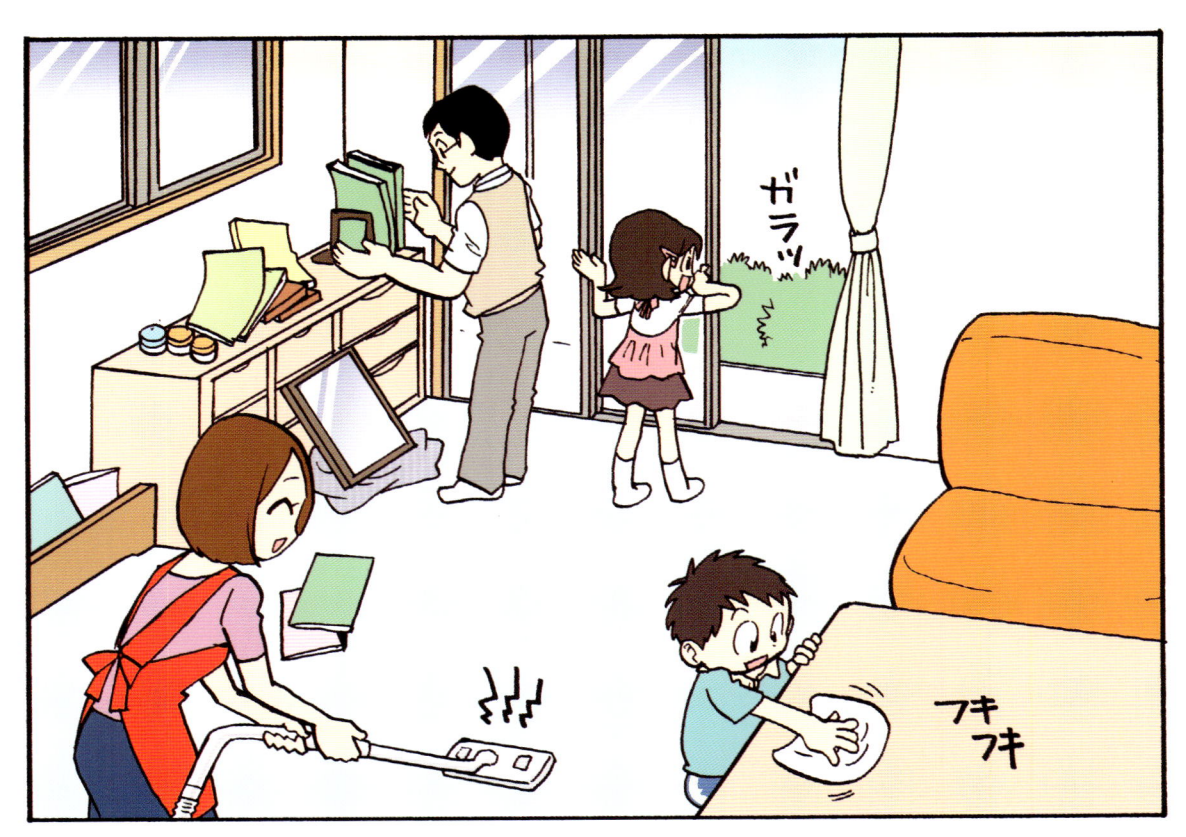

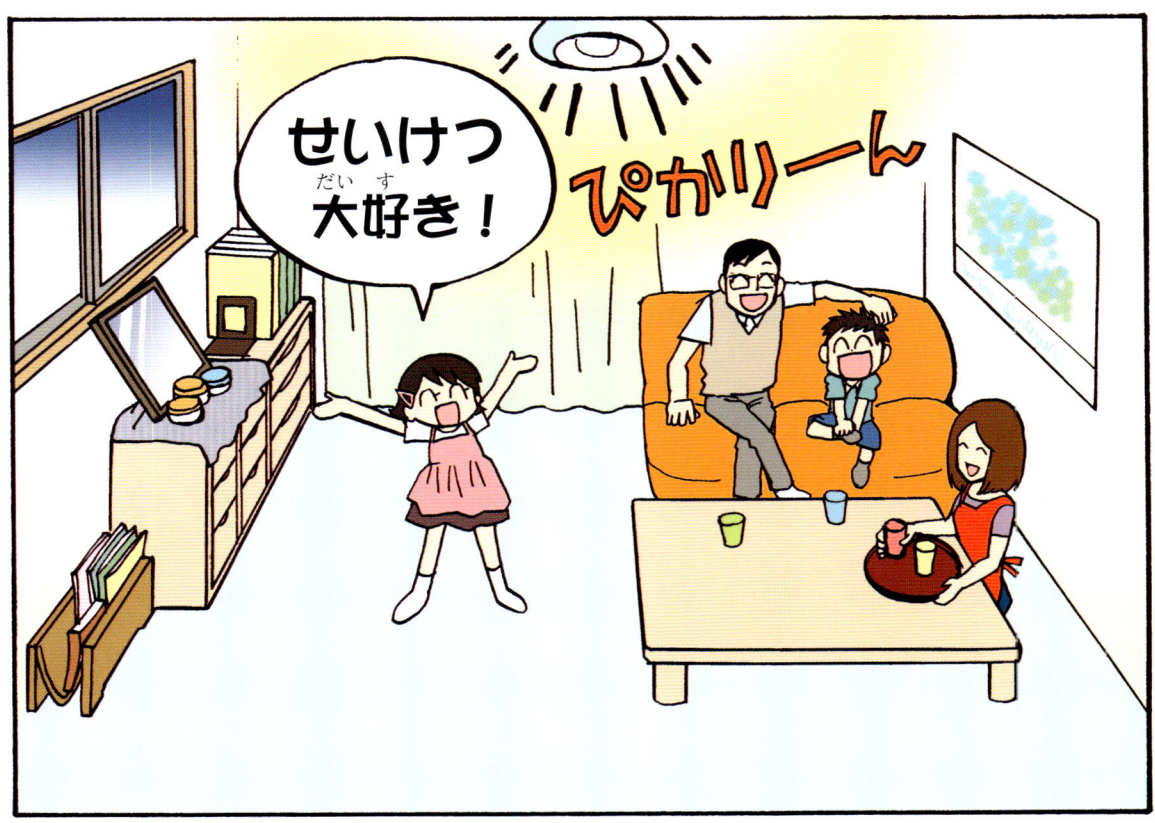

せいけつ大好き！

ぴかりーん

ガラッ

フキフキ

付録

年　組　名前

定期的にチェックしよう！
せいけつチェックシート

☐ 手をこまめに洗っている

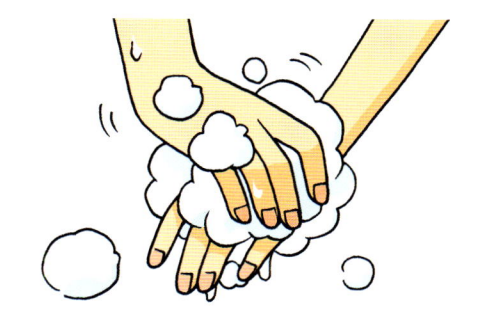

☐ 体をきれいに洗っている

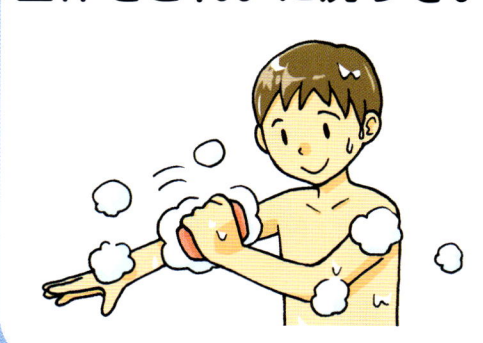

☐ つめは短く切ってある

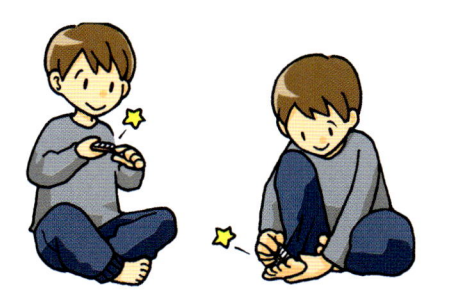

☐ せいけつな衣服、上ばきを使っている

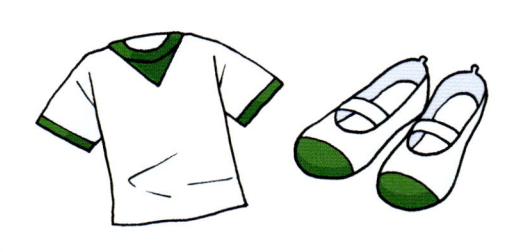

☐ 耳あかを取ってある

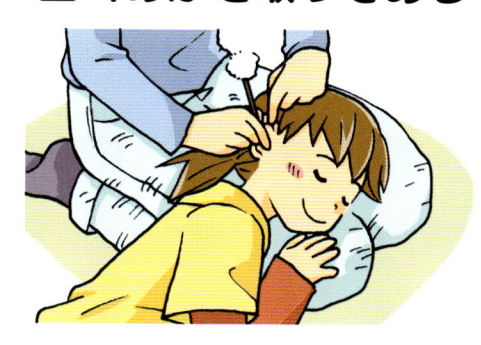

☐ 部屋をせいけつにしている

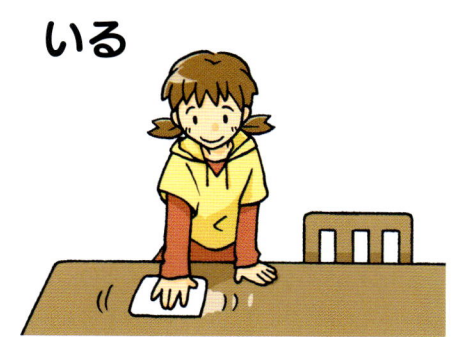

コピーして使ってね

付録

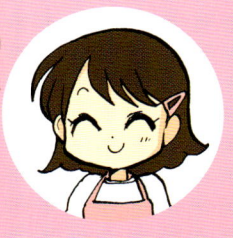

お手伝いカレンダー

がんばろう！

年　組　名前

月

お手伝いをする内容を書こう！
（例）お皿洗いを手伝う!!

左に書いた内容ができたかどうか、下の例のように、毎日書こう！

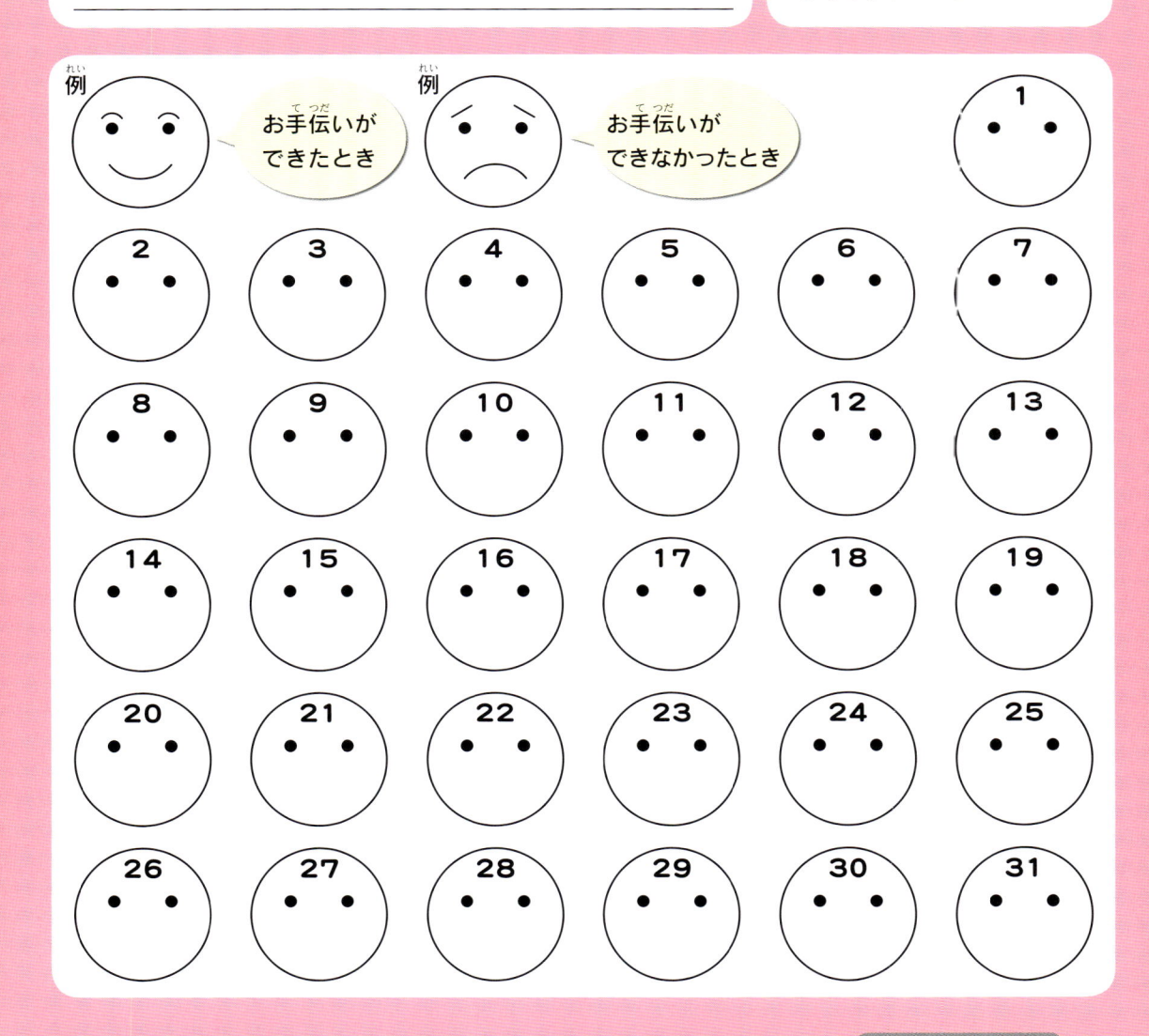

例：😊 お手伝いができたとき
例：☹️ お手伝いができなかったとき

1　2　3　4　5　6　7
8　9　10　11　12　13
14　15　16　17　18　19
20　21　22　23　24　25
26　27　28　29　30　31

コピーして使ってね

あとがき

　本書は『こども健康ずかん』シリーズの第2弾です。
　第1弾（2009年2月発行）同様、小学校3、4年生以上の保健の教科書に対応させつつも、教科書だけでは伝えきれない大切な内容を、分かりやすいようにマンガやイラストを多用して、子どもたちが自ら進んで学習できるようにすると共に、頭で分かっているだけでなく、日々の生活に生かし実践できるようにしています。
　第1弾（『メリハリ生活』『すくすく育つ』『むし歯バイバイ』『かぜなんかひかないよ』）では、主として、生活習慣の乱れに対応して、メリハリのある生活実践を可能にする内容を取り上げました。
　第2弾（『せいけつ大好き！』『気をつけよう！ けが・事故・災害』『かがやけ！ いのち』『夢をかなえる元気な心』）では、子どもたちの身の回りの危険と、命及び死を軽視する風潮の増加傾向に対応するために、安全で心豊かな生活実践を可能にする内容を中心に盛り込みました。学校の新しい教育方針でも生きる力、中でも、その基盤である豊かな心を具体的手法によって培うことが重視されているからです。第2弾ではその手法としてライフスキル、中でも教師からの要請が高い自己認識、コミュニケーション、意志決定の各スキルを習得できるようにしています。
　生涯にわたって健康・生きがいを高めることのできる知識とスキルを学べる『こども健康ずかん』を活用することによって、早い時期から、子どもたちが自ら、毎日を元気にイキイキと過ごしていってほしいものです。

大津 一義

さくいん

あ

- あか……… 16, 22, 23, 31
- 明るさ……… 34, 35, 37, 39
- あせ…… 16, 20, 21, 22, 23
- 衣服……… 21, 22, 23, 24
- 上ばき……………… 25
- お皿洗い…………… 33
- お手伝い………… 24, 33
- おふろ……………… 16

か

- カーテン………… 37, 39
- 学校薬ざい師………… 40
- 学校用務員…………… 41
- 体のよごれ…………… 16
- かん気………… 32, 39, 42
- かんこう……………… 20
- かんせん……………… 20
- くつ下………………… 23
- けい光ざい………… 12, 13
- けい帯ゲーム………… 34
- ゴミぶくろ…………… 42

さ

- 細きん… 9, 10, 12, 13, 14, 22, 23, 31
- 照明………… 35, 37, 39
- 食事…………… 11, 33
- 食器…………… 31, 33
- 視力………………… 34
- すいみん…………… 37
- 整理…………… 32, 38
- 石けん………… 14, 16
- 洗たく……………… 24
- そう快感…………… 17
- ぞうきん………… 38, 42
- そうじ（清そう）… 32, 33, 40, 41, 42

た

- 体温………………… 20
- タオル………… 15, 23
- たてしぼり………… 42
- 直射日光………… 36, 37
- つめ………………… 18
- 手のよごれ……… 8, 13
- テレビ……………… 34
- 手を洗う（手洗い）…8, 11, 14, 15, 42
- トイレ…………… 11, 39

な

- 脳………………… 37, 39

は

- はだ着………… 21, 22, 23
- ハンカチ………… 15, 23
- 皮ふ…………… 16, 18, 20
- ふきん………… 33, 38, 42
- ペット……………… 11
- 部屋…………… 30, 32, 34
- 保健室の先生………… 40
- ほこり…… 31, 32, 39, 42

ま

- 耳あか……………… 19
- 耳の中……………… 19
- 目………………… 34, 37, 39
- 目に見えないよごれ…10, 12, 13
- メラトニン………… 37

わ

- Yシャツ…………… 21

監修　大津　一義（おおつ　かずよし）
保健学博士（東京大学医学部）。
順天堂大学スポーツ健康科学部健康学科・同大学大学院教授。
カリフォルニア州立大学健康科学部客員教授（1992年）。
専門は、健康教育学、学校保健学、ヘルスカウンセリング。

〈参考文献〉
『保健実験大図鑑　Vol.1 環境・衛生管理』　少年写真新聞社
『小学館の図鑑ＮＥＯ　人間 いのちの歴史』　小学館
『足の健康と靴のしおり』　日本学校保健会

『こども健康ずかん』サポートサイトはこちら
http://www.schoolpress.co.jp/book/kodomokenko/support.htm
書籍におさまりきらないプラスαの情報をお届けします。

こども健康ずかん
せいけつ大好き！

2010年2月15日　　第1刷発行
　　　　　　　　監　　修　大津　一義
　　　　　　　　発　行　人　松本　恒
　　　　　　　　発　行　所　株式会社　少年写真新聞社
　　　　　　　　〒102-8232　東京都千代田区九段北1-9-12
　　　　　　　　TEL 03-3264-2624　FAX 03-5276-7785
　　　　　　　　URL http://www.schoolpress.co.jp/
　　　　　　　　印　刷　所　図書印刷株式会社
　　　　　　　　©Shonen Shashin Shimbunsha 2010
　　　　　　　　ISBN978-4-87981-332-9 C8637

スタッフ　DTP：服部 智也　校正：石井 理抄子　写真：森 建吾　イラスト：井元 ひろい　マンガ：大岩 ピュン　／編集長：東 由香

本書を無断で複写・複製・転載・デジタルデータ化することを禁じます。乱丁・落丁本はお取り替えいたします。
定価はカバーに表示してあります。